AF463323

# L'ANATOMIE ARTISTIQUE

*TRAITÉ-ATLAS*

## Collection illustrée in-8 à 2 fr.

E. BELVILLE

**Les procédés faciles de Décoration du métal**, étain, cuivre, argent, 1 vol.
**La Corne et l'Ivoire**, 1 vol.

J. CLOSSET

**La Pyrogravure et ses applications**, 1 vol.
**Le Cuir**, 1 vol.

G. FRAIPONT

PROFESSEUR A LA LÉGION D'HONNEUR

**Le Dessin à la Plume**, 1 vol.
**L'Art de prendre un croquis et de l'utiliser**, 1 vol.
**Le Crayon et ses fantaisies**, 1 vol.
**Le Fusain**, 1 vol.
**Eau-forte, Pointe sèche, Burin, Lithographie**, 1 vol.
**Manière d'exécuter les dessins pour la photogravure et la gravure sur bois**, 1 vol.
**L'Art de peindre les Marines à l'aquarelle**, 1 vol.
**L'Art de peindre les Fleurs à l'aquarelle**, 1 vol.
**L'Art de peindre les Paysages à l'aquarelle**, 1 vol.
**L'Art de peindre les Figures à l'aquarelle**, 1 vol.
**L'Art de peindre les Animaux à l'aquarelle**, 1 vol.
**L'Art de peindre les Natures mortes à l'aquarelle**, 1 vol.

KARL-ROBERT

**Le croquis de route et la pochade à l'aquarelle**, 1 vol.
**Précis d'Aquarelle**, 1 vol.

A. LABITTE

**L'Art de l'Enluminure**, 1 vol.

L. LIBONIS

**Traité pratique de la couleur.** Donnant des indications sur le jeu, le mélange, la composition, la solidité, le nom, la nuance des couleurs, etc., 1 vol.

L. OTTIN

**L'Art de faire un vitrail**, 1 vol.

RIS-PAQUOT

**Traité pratique de peinture sur porcelaine**, 1 vol.

CHARLES ROCHET
STATUAIRE
ANCIEN PROFESSEUR D'ANTHROPOLOGIE POUR LES BEAUX-ARTS

# L'ANATOMIE ARTISTIQUE

*TRAITÉ-ATLAS*



Illustré de 40 dessins et de 2 planches en couleurs
de G.-L. ROCHET fils, peintre

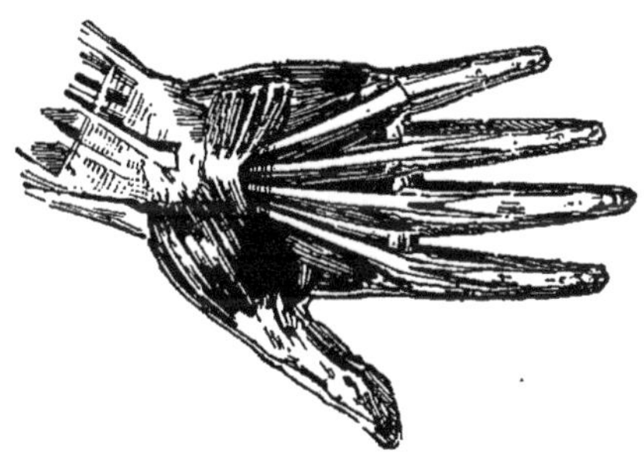

PARIS
LIBRAIRIE RENOUARD
H. LAURENS, ÉDITEUR
6, RUE DE TOURNON, 6

# LA
# NOMENCLATURE ANATOMIQUE
## ET SES
## RAPPORTS AVEC LES NOMS VULGAIRES

---

Les personnes qui n'ont pas étudié le latin et le grec ont toujours une certaine répulsion pour les noms des sciences naturelles qui sont formés de ces deux langues : c'est une faute.

Pour remédier à ce mal préjudiciable aux études, nous donnons toujours l'étymologie (étymos, *vrai*, logos, *discours*, grec) des mots que nous employons. — Et de plus, nous croyons utile de placer ici le *parallèle possible* entre les noms scientifiques de l'anatomie, et les mots usuels ou vulgaires qui y correspondent tant bien que mal. *Ainsi :*

*Tête* en composition de mots anatomiques prend le nom de CÉPHALE (de képhalè, *tête*, grec). On dit pour *tête ronde*, brachycéphale (de brachys, *court*), et pour *tête longue*, dolichocéphale (de dolikos, *allongé*, grec).

*Homme* en composition de mots prend le nom de ANTHROPE (de anthropos, *homme ; Anthropologie*, de anthropos et de logos, *discours*, grec).

*Cerveau*, *Cervelle* se dit souvent ENCÉPHALE (de en, *dans*, et de képhalè, *tête*, grec).

*Crâne* garde son nom (de cranion, grec).

*Visage* se nomme FACE.

*La cavité des yeux*, sur le squelette, se nomme ORBITE (de orbis, *cercle*, latin).

*La prunelle* se nomme aussi PUPILLE (*pupilla*, latin), c'est le point milieu.

*Le tour de la prunelle*, noir ou bleu, prend le nom de IRIS.

*Le blanc de l'œil* porte le nom de SCLÉROTIQUE (de sklèros, *dur*, grec) ; on l'appelle aussi *cornée opaque*.

*Le coin de l'œil* se nomme CANTHUS (du mot grec kanthos), canthus interne, canthus externe.

*Le sommet de la tête* se nomme VERTEX.

*Le derrière du crâne*, OCCIPUT.

*La poitrine* se nomme THORAX.

*Le ventre*, ABDOMEN.

*Le nombril*, OMBILIC.

*Le dos*, RÉGION DORSALE.

*Les reins*, LES LOMBES ou *région lombaire*.

*La colonne vertébrale* se nomme aussi RACHIS (de là le mot rachidien) et ÉPINE DORSALE.

*Les membres supérieurs* (les bras) sont nommés par quelques-uns MEMBRES THORACIQUES.

*Les membres inférieurs* (les jambes) sont nommés aussi MEMBRES ABDOMINAUX.

*Les cuisses* gardent leur nom.

*Les jambes* également.

*Les genoux* aussi.

*Les mollets* se nomment anatomiquement LES MUSCLES JUMEAUX.

*Les chevilles*, MALLÉOLES, interne et externe.

*Le cou-de-pied*, MÉTATARSE.

*Les doigts du pied*, ORTEILS.

*Le pouce du pied*, GROS ORTEIL.

*Le talon*, CALCANÉUM, du nom de l'os.

*Le bras*, de l'épaule au coude, se nomme simplement

LE BRAS. — Du coude au poignet, il prend le nom de AVANT-BRAS.

*Le poignet* se nomme CARPE, du mot grec.

*Le dessus et le dedans de la main*, entre le poignet et les doigts, se nomme MÉTACARPE.

*Les mâchoires*, comme os, se nomment MAXILLAIRES.

*Le palais*, RÉGION PALATINE.

*La gorge*, LE LARYNX.

*Le gosier*, LE PHARYNX.

*Le sens de la vue*, VISION.

*Le sens de l'odorat*, OLFACTION.

*Le sens de l'ouïe*, AUDITION.

*Les cheveux*, SYSTÈME CAPILLAIRE OU PILEUX.

*Les muscles*, dans leur ensemble, SYSTÈME MUSCULAIRE.

*Les vaisseaux*, artères ou veines, SYSTÈME VASCULAIRE.

*Les nerfs* et le cerveau réunis, LE SYSTÈME NERVEUX.

*Les os*, LE SYSTÈME OSSEUX.

*Les intestins*, boyaux ou viscères, SYSTÈME VISCÉRAL.

---

*Singe* (les petits), Broca les nomme PITHÈQUES (pithèkos, grec).

*Singe* (les grands), ANTHROPOÏDES (de anthropos, *homme*, et de eïdos, *forme*), ou bien ANTHROPOMORPHE (de anthropos et de morphè, *forme*, grec) ; on les nomme aussi QUADRUMANES (à quatre mains), mais c'est une désignation que je rejette. Un Être aussi rapproché de l'Homme ne doit être désigné que par l'ensemble de caractères et non par un fait particulier.

Quant à la désignation de *troglodyte*, elle doit être tout à fait abandonnée, comme celle d'*homme des bois*.

Les *singes*, en général, se nomment aussi SIMIENS, du mot latin *simia*.

# LES ADJECTIFS SCIENTIFIQUES

## D'ORIGINE GRECQUE OU LATINE

| | |
|---|---|
| De la tête...... | Céphalique. |
| Du cerveau..... | Cérébral ou encéphalique |
| Du cervelet .... | Cérébelleux. |
| Du crâne....... | Crânien. |
| De la face ..... | Facial. |
| De l'œil ....... | Oculaire |
| De l'oreille..... | Auriculaire. |
| Du nez ........ | Nasal. |
| De la bouche ... | Buccal. |
| De la lèvre...... | Labial. |
| De la joue ..... | Jugal. |
| De la pommette. | Malaire. |
| Des dents...... | Dentaire, dental. |
| Des sourcils .... | Sourcilier. |
| Des cils ....... | Ciliaire. |
| Du front....... | Frontal. |
| Des tempes..... | Temporal. |
| De la langue ... | Lingual. |
| De la mâchoire. | Maxillaire. |
| Du menton .... | Mentonnier. |
| Des cheveux.... | Capillaire. |
| Des poils ...... | Pileux. |
| De la gorge .... | Jugulaire. |
| Du larynx...... | Laryngien. |
| Du gosier ...... | Guttural. |
| Du cou ........ | Cervical. |
| Du thorax ...... | Thoracique |
| De la poitrine... | Pectoral. |
| Du dos ........ | Dorsal. |
| Des épaules .... | Huméral ou scapulaire. |
| Du sternum .... | Sternal. |
| Des côtes ...... | Costal ou costaux. |
| Du ventre...... | Abdominal. |
| Du nombril..... | Ombilical. |
| Des reins ...... | Lombaire. |
| Des aines ...... | Inguinal. |
| De l'omoplate .. | Scapulaire. |
| Du bras ....... | Brachial. |
| Du biceps ...... | Bicipital. |
| Du coude....... | Cubital. |
| Du doigt........ | Digital. |
| De la paume ... | Palmaire. |
| De la cuisse .... | Crural. |
| Du fémur...... | Fémoral. |
| Du sacrum ..... | Sacré. |
| De l'os coxal ... | Iliaque. |
| De la peau...... | Cutané. |
| Des os ......... | Osseux. |
| Des muscles .... | Musculaire. |
| Des tendons .... | Tendineux. |
| Des ligaments .. | Ligamenteux. |
| Des aponévroses. | Aponévrotique. |
| Des veines ..... | Veineux. |
| Des artères...... | Artériel. |
| Des vaisseaux .. | Vasculaire. |
| De la colonne vertébrale.... | Rachidien. |
| Du cœur ....... | Cardiaque. |

## SCIENTIFIQUEMENT ET EN GÉNÉRAL

les caractères humains se nomment : *Caractères anthropologiques.*
— de races, *Caractères ethnologiques.*
— de peuples, *Caractères ethniques.*
— trouvés sur une personne se nomment : *Caractères individuels.*

PREMIÈRE PARTIE DESCRIPTIVE

# L'OSTÉOLOGIE

## OU ÉTUDE DES OS

## DESCRIPTION FIGURATIVE DU SQUELETTE

## TABLEAU DU SQUELETTE ET DE SES DIVISIONS

Ces divisions sont au nombre de quatre, savoir :

| | |
|---|---|
| **1. La tête.** | **3. Les membres supérieurs.** |
| **2. Le tronc.** | **4. Les membres inférieurs.** |

Ces divisions se subdivisent en plusieurs parties qui sont :

| | |
|---|---|
| Pour la tête | *Le crâne.*<br>*La face.* |
| Pour le tronc | *La colonne vertébrale.*<br>*Le thorax.*<br>*Le bassin.* |
| Pour le membre supérieur. | *Le bras.*<br>*L'avant-bras.*<br>*Le carpe.*<br>*Le métacarpe.*<br>*Les doigts.* |
| Pour le membre inférieur. | *La cuisse.*<br>*La jambe.*<br>*Le tarse.*<br>*Le métatarse.*<br>*Les orteils.* |

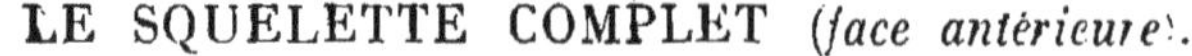

# LE SQUELETTE COMPLET (*face antérieure*).

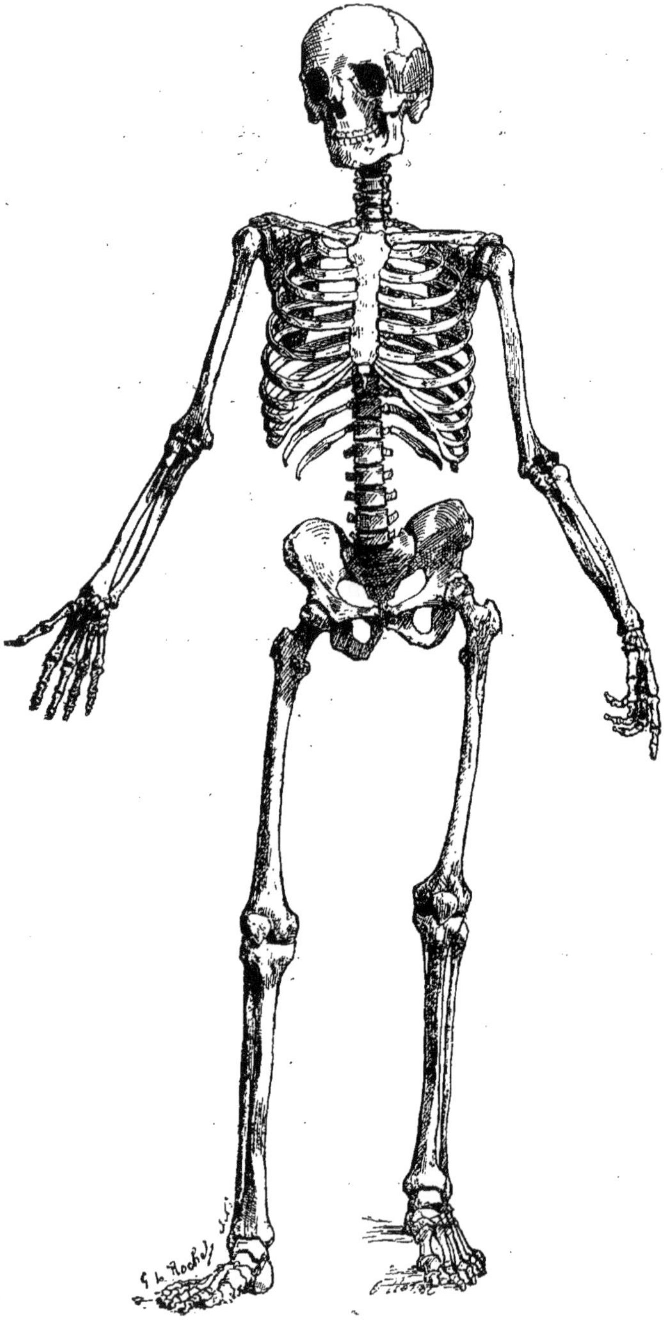

NOMS DES PRINCIPAUX OS QUI S'Y VOIENT.

L'os frontal.
L'os temporal.
L'os malaire.
La mâchoire supérieure.
La mâchoire inférieure.
Les vertèbres cervicales.
Les clavicules.
Le sternum.
Les douze côtes.
L'omoplate.
Les vertèbres lombaires.
Le sacrum.
L'os iliaque.
L'humérus.
Le cubitus.
Le radius.
Les os du carpe.
Les os du métacarpe.
Les os des doigts.
Le fémur.
La rotule.
Le tibia.
Le péroné.
Les os du tarse.
Les os du métatarse.
Les os des orteils.

# L'OSTÉOLOGIE OU ÉTUDE DES OS

L'*ostéologie* (de ostéon, *os*, et de logos, *discours*, grec) est la partie de l'anatomie qui nous fait connaître les *os* soit de l'Homme, soit de n'importe quel animal vertébré.

## DES OS

(*Os*, en latin, ossa, pluriel). Les os sont une matière solide, résistante, inerte, formée d'un tissu fibreux dans lequel se trouve une substance calcaire. Ils constituent toute la charpente de l'édifice humain et en occupent l'intérieur. Sans cette matière, d'une grande dureté, notre corps s'affaisserait sur lui-même et tomberait comme un amas de chiffons. On frémit en pensant à ce que serait notre corps s'il n'était pas soutenu par les os. Les os sont ce qu'on étudie sous le nom de squelette.

## DU SQUELETTE

Le nom de *squelette* vient de *skélétos*, mot grec qui veut dire *desséché*, cadavre desséché, qui n'a plus que les os, parce qu'en effet les corps que l'on trouvait en terre autrefois ne présentaient plus que les os.

Le squelette humain, aujourd'hui pour nous, pour la science, est un remontage factice des os d'un individu, remis en place, à l'aide de fils de cuivre et de trous passés dans chaque os, car par lui-même aucun os ne peut tenir.

Pour l'étude de l'anatomie des arts, il n'est nullement besoin d'avoir recours au squelette en nature, un bon dessin suffit.

Le squelette humain, pris d'une manière générale, présente encore ce caractère d'être ni homme ni femme ; il n'a pas de sexe, et, sauf la différence de la taille que l'on connaît, et une certaine largeur du bassin ou étroitesse dans les épaules, le squelette de la femme est absolument semblable à celui de l'homme ; il n'a pas un os de plus, pas un os de moins. Aussi l'étude du squelette d'un individu, quel que soit son sexe, sa race ou sa taille, représente à lui seul, pour l'anatomie générale, l'*Espèce humaine tout entière*, et cela d'une manière absolue.

Nous devons dire encore que, de tout temps, le squelette humain a dû être connu des observateurs, médecins ou artistes ; au moins nous avons toutes raisons de le supposer. Les artistes grecs devaient en avoir connaissance, leurs œuvres le laissent apercevoir. Il se présente naturellement trop d'occasions pour faire trouver en terre des ossements humains, sur les champs de bataille, ou autrement ; on a donc pu, malgré la défense, les examiner furtivement.

Les os humains, chez l'adulte, sont au nombre de 206, sans compter les 32 dents ; mais comme, à quelques-uns près, il sont tous doubles, cela les réduit déjà de moitié pour l'étude, et sur ce nombre, en ne comptant que pour un les 24 côtes, et pour un aussi les 24 vertèbres, en groupant également les osselets des doigts et orteils, ceux du cou-de-pied, du poignet, etc., on arrive à trouver qu'il n'y a d'utile à connaître pour les arts qu'UNE TRENTAINE D'OS. Nous insistons sur ce point, car nous tenons à rendre simple et facile l'anatomie pour l'artiste.

Les os sont placés quelques-uns sur la ligne médiane; d'autres, et c'est le très grand nombre, sont des deux côtés, à droite comme à gauche. L'os, sur la médiane, est toujours simple et unique, les autres marchent par paires; ce qui fait que, quand nous parlons d'un os du bras gauche, par exemple, il reste entendu que ce qui est dit sert également à expliquer le bras droit.

## DE LA LIGNE MÉDIANE

Quant à la ligne médiane, c'est une ligne essentiellement anatomique, et qu'on trouve aussi bien sur le vivant que sur le squelette. Cette ligne, de la tête aux pieds, par devant comme par derrière, sépare notre Être en deux moitiés semblables ; ce qui produit le côté gauche et le côté droit, et ce qui marque le mieux cette ligne sur le squelette, c'est la colonne vertébrale tout entière, puis la place du nez, le milieu des dents, le sternum, le pubis, le vide formé entre les deux jambes quand elles sont rapprochées. Tout cela révèle l'existence de cette ligne qui sert à montrer que l'Être humain est double, pair, symétrique dans toutes ses parties : ligne unique qui nous tient debout et en parfait équilibre des deux côtés.

PREMIÈRE GRANDE DIVISION DU SQUELETTE

# LA TÊTE

## CRANE, FACE, PLUS LE COU

### LA TÊTE

TÊTE (*caput*, latin ; *képhalè*, grec).

La tête humaine occupe verticalement le point culminant de notre Être ; le cou l'isole complètement du corps, ce qui n'a lieu sur aucun animal.

Elle est le principe d'unité de toutes les mesures géométriques, ou de proportion que l'on prend sur le tronc ou sur les membres (voir plus loin). Quoiqu'elle soit le siège des plus importantes fonctions, nous n'avons à l'étudier, pour les arts, qu'au seul point de vue de la forme et des caractères anatomiques et physiques.

Elle se subdivise régulièrement en deux parties : LE CRANE et LA FACE. — Le crâne, partie osseuse; la face, partie à la fois osseuse et musculaire.

Nous ajoutons le cou à l'étude de la tête, nous dirons pourquoi.

En voici les principaux os :

## PREMIÈRE SOUS-DIVISION DE LA TÊTE

---

# LE CRANE

### EXPLIQUÉ DANS SON ENSEMBLE ET DANS SES PARTIES

LE CRANE (*cranium*, latin ; *kranion*, grec) est l'enveloppe osseuse, la boîte inerte et complètement insensible dans laquelle se trouve hermétiquement enfermé le cerveau, soit de l'Homme, soit de tout autre animal vertébré.

La disposition anatomique du crâne humain est faite de *quatre grands os principaux*, dont *deux* simples, et *deux* doubles. Les deux simples sont : *le frontal* et *l'occipital ;* les deux doubles sont : *le pariétal* et *le temporal.*

Nous allons en donner la description séparée.

---

## LA TÊTE DU SQUELETTE (*Crâne et face*).

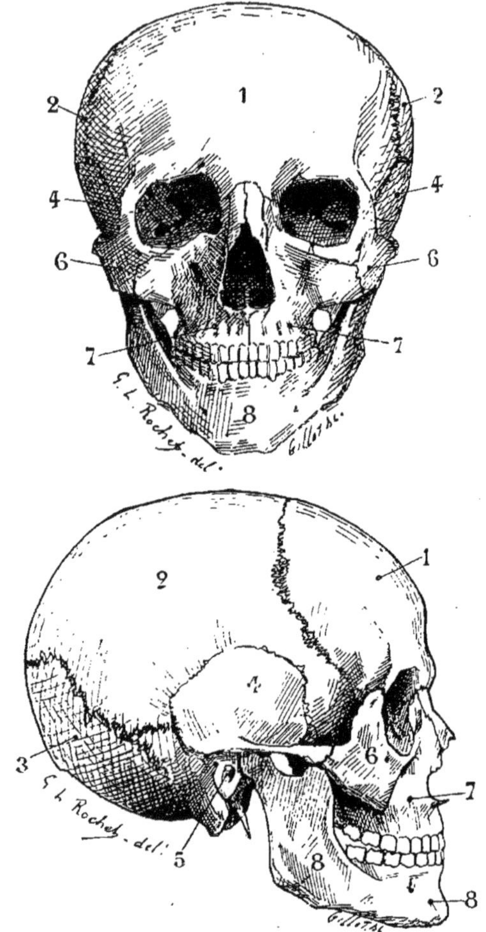


NOMS DES PRINCIPAUX OS QUI S'Y VOIENT.

*Crâne.*

1. L'os frontal.
2. L'os pariétal.
3. L'os occipital.
4. L'os temporal.
5. Le trou auditif.

*Face.*

6. L'os malaire.
7. L'os central ou de la mâchoire supérieure.
8. La mâchoire inférieure.

DEUXIÈME SOUS-DIVISION DE LA TÊTE

---

# LA FACE

Face (*facies*, *vultus*, latin ; *prosopon*, grec). — En langage usuel, figure, visage, etc.

La *face*, partie antérieure de la tête humaine, celle qui représente le mieux et le plus complètement ce qu'est l'Homme physique dans tous ses caractères, comme espèce, comme race, comme individualité.

La face, dans toutes ses parties, et à tous les points de vue, est ce que l'artiste doit le plus étudier s'il veut produire de belles œuvres et des œuvres durables.

La face est le siège des organes extérieurs de l'individu ; nous ne l'étudions ici, en ostéologie, que dans la disposition de ses os.

Les os de la face utiles à connaître sont au nombre de cinq : trois sont simples, deux sont doubles.

---

TROISIÈME SOUS-DIVISION DE L'ÉTUDE DE LA TÊTE

---

# LE COU

## SUPPORT DE LA TÊTE

Le cou (*cervex*, *collum*, latin) est la partie comprise entre le thorax et la tête. En anthropométrie nous le plaçons avec le torse, sa vraie place ; mais ici, en ostéologie, nous le mettons sans inconvénient à la suite de la tête. Le cou donne très peu à étudier au point de vue des os ; il forme sur le squelette un vide presque complet, comme le ventre. Et les sept vertèbres qu'il donne sont décrites à la colonne vertébrale, dont on ne peut les séparer.

Néanmoins, nous en détachons les *deux vertèbres supérieures*, celles qui touchent à la tête à cause de leur fonction particulière, plus l'*os hyoïde* qui est en réalité le seul os propre du cou.

---

DEUXIÈME GRANDE DIVISION DU SQUELETTE

# LE TRONC

## COLONNE VERTÉBRALE, THORAX, BASSIN

## LE TRONC

LE TRONC (*truncus*, latin) est la partie du corps humain comprise entre la tête et les membres inférieurs.

Le tronc et la tête sont les deux parties indispensables à toute existence humaine ou animale. La tête comme siège de la vie dont l'Être dispose, vie qu'on peut nommer animique ou animale, cérébrale ou de relation. Le tronc est le siège de la vie organique, végétale ou végétative, ou encore vie physique et matérielle.

Le tronc est plus particulièrement désigné dans les arts sous le nom de TORSE. Il a pour sous-divisions trois grandes parties, qui sont :

1° LA COLONNE VERTÉBRALE ;

2° LE THORAX ;

3° LE BASSIN.

*La colonne vertébrale* appartient à la vie de l'Être ou du cerveau ;

*Le thorax*, à la vie aérienne et circulatoire.

*Le bassin*, à la vie intestinale ou plus réellement matérielle ;

Nous représenterons le tronc ici, sur cette figure, dans sa plus complète simplicité, c'est-à-dire dégagé de tout accessoire se rapportant aux membres.

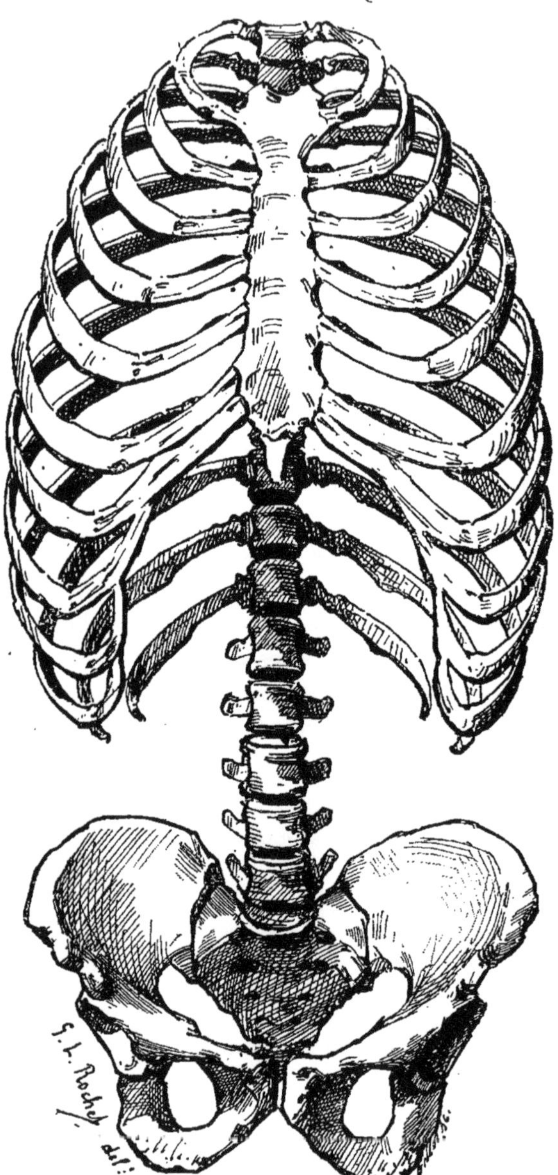

LE TRONC (*vu de face*).

PREMIÈRE SOUS-DIVISION DU TRONC

## COLONNE VERTÉBRALE

On donne aussi à cette partie le nom d'*épine dorsale* et de *rachis* (du mot grec qui signifie la même chose) ou *prolongement rachidien de l'encéphale.*

La colonne vertébrale représente une série d'os qu'on nomme *vertèbres* (du verbe latin *vertere*, qui veut dire *tourner*), parce qu'en effet les vertèbres sont des anneaux qui tournent les uns sur les autres ; c'est quelque peu l'image de ce qu'on voit s'accomplir sur les serpents.

Les vertèbres sont au nombre de *vingt-quatre*, divisées en trois séries : 1° les *vertèbres du cou* (cervicales), au nombre de *sept ;* 2° les *vertèbres du dos* (dorsales), au nombre de *douze ;* 3° les *vertèbres des reins* (lombaires), au nombre de *cinq :* ce sont celles-ci qui sont les plus grosses.

La colonne vertébrale est placée à l'arrière du tronc. Elle forme l'axe principal de la ligne médiane. Sa partie antérieure, disposée en anneaux, renferme cette précieuse *moelle épinière* ou substance nerveuse descendant du cerveau et transmettant par des milliers de fils imperceptibles (sortes de fils électriques) toutes les volontés de l'Être humain qui font mouvoir les membres et apportent la force d'action nécessaire à cette merveilleuse opération. Un cordon principal sort d'entre chaque vertèbre.

LA COLONNE VERTÉBRALE DANS TOUTE SON ÉTENDUE

(*Profil, côté droit*)

DONNANT TROIS SORTES DE VERTÈBRES.

| Les vertèbres cervicales (du cou) au nombre de *sept*. | Les vertèbres dorsales (du dos) au nombre de *douze*. | Les vertèbres lombaires (des reins) au nombre de *cinq*. | Le sacrum. | Le coccyx. |
|---|---|---|---|---|
| 1 | 2 | 3 | 4 | 5 |

Partie antérieure ou intérieure.

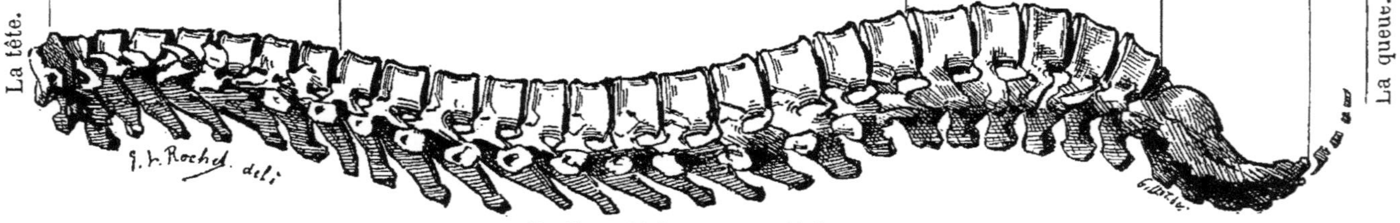

La tête.

J. L. Rochet. deli

La queue.

Partie extérieure ou postérieure.

En arrière sont des épines qui servent à attacher des muscles. Les têtes de ces épines ne se voient que sur les personnes d'une extrême maigreur.

C'est en se tournant sur elles-mêmes que les vertèbres peuvent donner au corps cette admirable torsion que présente le tronc humain et qui lui a fait donner le nom de TORSE.

La colonne vertébrale donne encore au tronc ce beau galbe du dos vu de profil, si gracieux sur le torse de la femme.

La colonne vertébrale est terminée par deux os à sa suite, l'os sacré et l'os coccyx, qui laissent voir qu'ils sont encore des sortes de vertèbres soudées. Nous les traitons avec le bassin.

---

## DEUXIÈME SOUS-DIVISION DU TRONC

---

# LE THORAX

(Le mot *thorax* signifie, en grec, *creux de la poitrine.*) C'est le synonyme de poitrine, mais plus particulièrement employé en anatomie et surtout en *ostéologie.* Le thorax est la partie qui protège, par son enveloppe osseuse, les organes essentiels de la vie respiratoire et de la circulation du sang, comme le crâne sert à la protection du cerveau. Nous allons en décrire les os.

---

## LE THORAX (*face antérieure*).

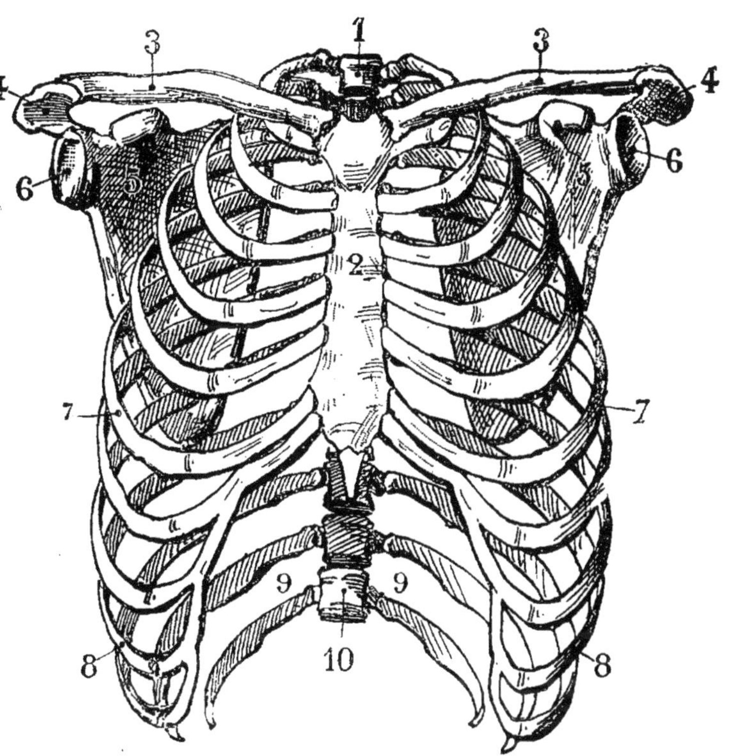


1. La première vertèbre, à laquelle s'attache la première côte.
2. Le sternum.
3. Les clavicules.
4. L'acromion, ou partie de l'omoplate qui supporte l'extrémité de la clavicule.
5. Face interne de l'omoplate placée derrière les côtes.
6. La cavité où s'emboîte l'os du bras (humérus).
7. Les sept vraies côtes (sternales ou côtes complètes, occupant le haut du thorax et adhérant au sternum par un cartilage propre.
8. Les trois fausses côtes (asternales) ou côtes plus basses et ne tenant au sternum que par un cartilage commun.
9. Les deux côtes flottantes, ne tenant plus au sternum.
10. La dernière vertèbre dorsale à laquelle adhère la dernière côte flottante.

## LE THORAX (*face postérieure*).

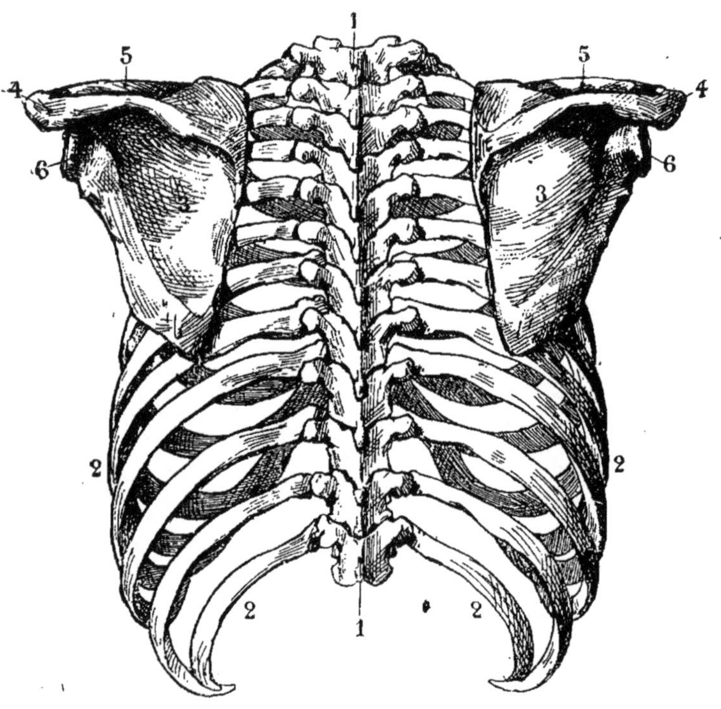


1. Les douze vertèbres dorsales.
2. Les douze côtes attachées aux douze vertèbres.
3. Les deux omoplates.
4. L'apophyse de l'omoplate, ou acromion.
5. Partie de la clavicule.
6. La cavité de l'omoplate qui reçoit l'humérus.

## LE BASSIN (*face antérieure*).

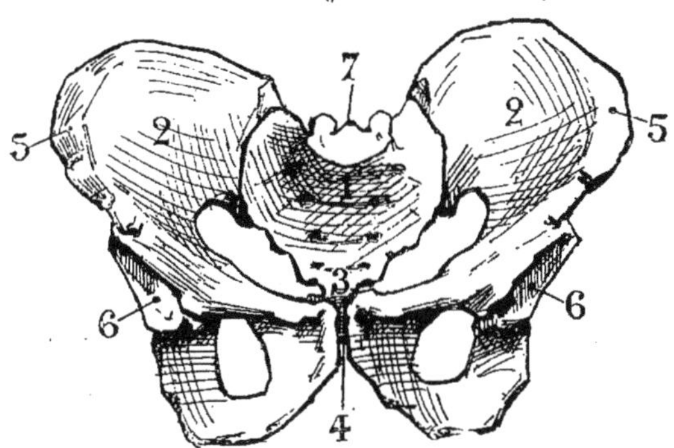


1. Le sacrum.
2. Le grand os iliaque ou coxal.
3. Le coccyx caché.
4. La symphyse du pubis ou point de rencontre des deux os iliaques.
5. La crête iliaque formant les hanches.
6. La cavité articulaire du fémur.
7. La fin des vertèbres lombaires.

## LE SACRUM (*face postérieure*).

Montrant les éminences qui font suite aux apophyses épineuses des vertèbres et les trous sacrés par où passent les nerfs du plexus sciatique.

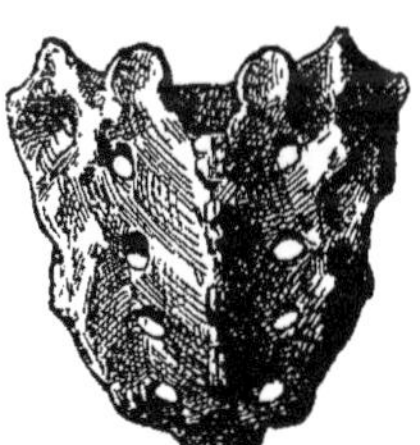

## LE COCCYX

Ou vue de face et de profil des quatre petits os terminant la colonne vertébrale humaine, et montrant, dans sa partie rentrante, ce qui sert à former la queue chez les animaux.

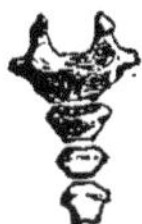

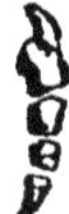

TROISIÈME GRANDE DIVISION DU SQUELETTE

# LES MEMBRES SUPÉRIEURS

## BRAS, AVANT-BRAS, CARPE, MÉTACARPE, DOIGTS

### LE MEMBRE SUPÉRIEUR

Ce membre est l'instrument de travail mis à la disposition de l'Homme. Il se compose de *trois parties :* 1° LE BRAS ; 2° L'AVANT-BRAS ; 3° LA MAIN.

Divers anatomistes aujourd'hui lui donnent le nom de *membre thoracique*, parce qu'en effet il est intimement attaché au thorax.

Ce membre se divise anatomiquement en CINQ PARTIES, qui sont : 1° *le bras ;* 2° *l'avant-bras ;* 3° *le carpe ;* 4° *le métacarpe ;* 5° *les doigts.*

*Le bras* ne présente qu'*un seul os*, l'humérus.

*L'avant-bras* en donne *deux*, *le cubitus* et *le radius.*

Les trois autres parties n'offrent à l'étude que des osselets.

Nous présentons ce membre par sa face antérieure.

Nous y joignons l'omoplate déjà décrite, parce qu'il importe de la rattacher à l'épaule, puisque dans NOTRE PROTOTYPE il est démontré qu'il faut aller jusqu'à la colonne vertébrale sur la médiane, pour trouver les rapports naturels des proportions de ce membre.

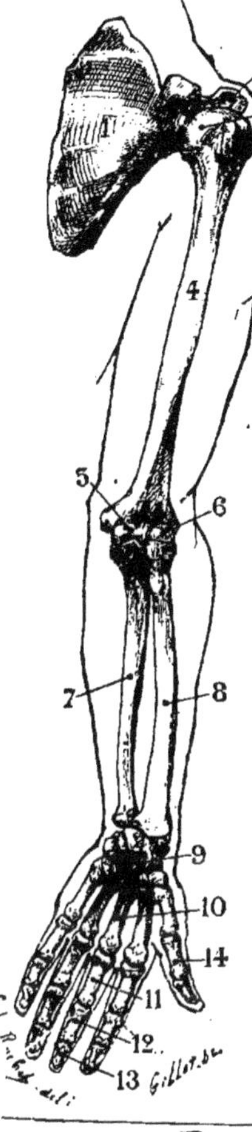


# LES OS DU MEMBRE SUPÉRIEUR

## BRAS GAUCHE VU DE FACE

### *Bras.*

1. L'omoplate.
2. La pointe de l'acromion.
3. La tête ronde et polie de l'humérus qui tourne dans la cavité de l'omoplate.
4. Le corps de l'humérus.
5. La partie large de l'humérus sur laquelle glissent les os pour plier le bras.
6. La partie ronde du même os pour faire tourner le radius.

### *Avant-bras.*

7. Le corps du cubitus.
8. Le corps du radius.

### *Main.*

9. Les os du carpe.
10. Les os du métacarpe.
11. Les premières phalanges.
12. Les deuxièmes phalanges.
13. Les troisièmes phalanges.
14. Les deux phalanges du pouce.

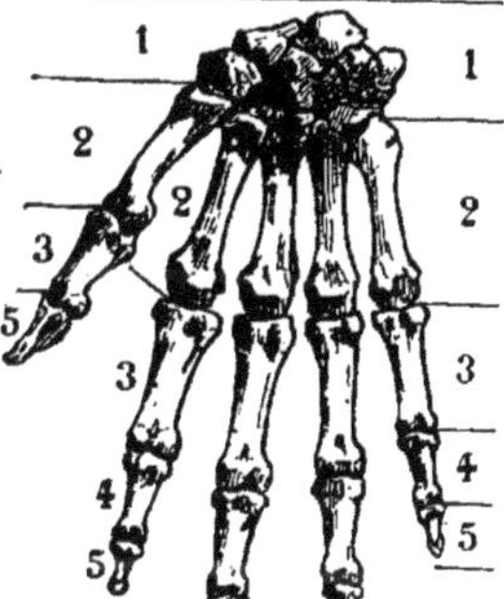


## LA MAIN OBSERVÉE SÉPARÉMENT

### *Vue de l'intérieur.*

1. Les os du carpe ou du poignet.
2. Les os du métacarpe.
3. Les os de la première phalange.
4. Les os de la deuxième phalange ou phalangine.
5. Les os de la troisième phalange ou phalangette.

QUATRIÈME GRANDE DIVISION DU SQUELETTE

# LES MEMBRES INFÉRIEURS

## CUISSE, JAMBE,
## TARSE, MÉTATARSE, ORTEILS

### LE MEMBRE INFÉRIEUR

Ce membre est le membre de support et de locomotion. Les jambes vont partout où l'Homme veut les mener. On nomme aussi ce membre *membre abdominal*, parce qu'il est intimement attaché à la partie basse du tronc.

Ce membre se divise en *trois parties* qui sont : 1° LA CUISSE ; 2° LA JAMBE ; 3° LE PIED.

La cuisse comme le bras n'a *qu'un os.*

La jambe comme l'avant-bras en a *deux.*

Le pied comme la main n'a que des osselets.

# LES OS DU MEMBRE INFÉRIEUR

JAMBE GAUCHE VUE DE FACE

*Cuisse.*

1. Saillie ronde et polie qui s'emboîte dans la cavité de l'os iliaque.
2. Le col du fémur.
3. Le grand trochanter.
4. Le petit trochanter.
5. Le corps du fémur, grand os unique de la cuisse.
6. Les deux saillies ou tubérosités du fémur, servant à former la partie haute du genou.
7. La rotule, os libre, centre du genou.

*Jambe.*

8. Les deux saillies, ou tubérosités du tibia servant à former la partie basse du genou.
9. Le corps du tibia.
10. Le péroné, second os de la jambe adhérant au tibia.
11. Base du tibia supportant la jambe et formant la malléole interne.
12. La malléole externe, faite de la base du péroné.
13. L'astragale, os du tarse où repose le tibia.
14. Les autres os du tarse.
15. Les os du métatarse.
16. Les orteils.

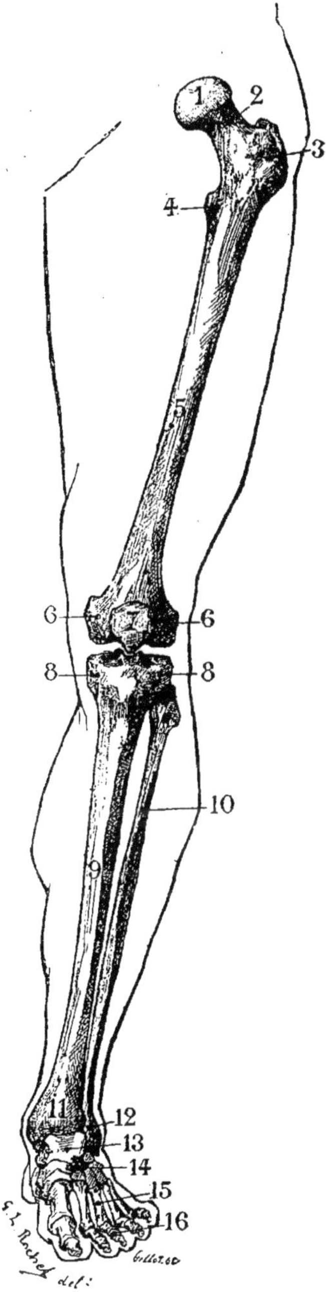

## LES OS DU PIED

VUS DE FACE ET DE PROFIL, COTÉ DU PETIT DOIGT

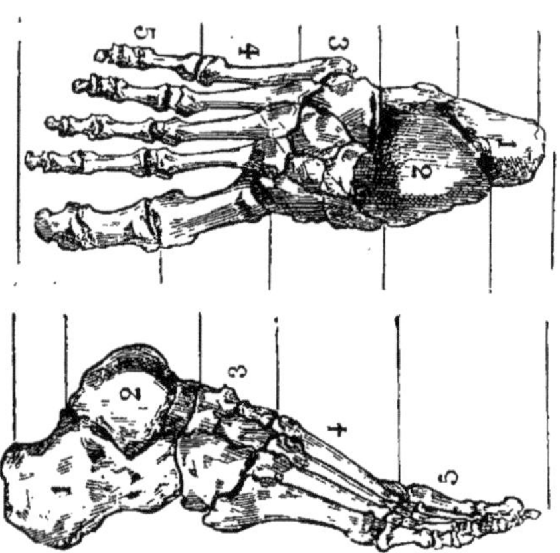


1. Le calcanéum ou os du talon.
2. L'astragale qui supporte la jambe.
3. Les autres os du tarse formant le cou-de-pied.
4. Les os du métatarse continuant le cou-de-pied.
5. Les orteils.

Comme à la main, le pouce n'a que deux os.

## LE PIED

Le pied (*pes*, *pedis*, latin ; *pous*, grec). — Partie terminale de l'Homme, instrument de locomotion. Le pied est composé de vingt-six os ou osselets ; c'est un de moins que la main.

*Le pied* comme la main se divise en trois parties qui sont :

*Le tarse,* qui répond au *carpe*;

*Le métatarse,* qui répond au *métacarpe*;

*Les orteils,* qui répondent aux doigts de la main.

## COMPLÉMENT DES ÉTUDES DES OS

### LES CARTILAGES (*Cartilago*, latin).

Les os sont une matière calcaire, une sorte de pierre en grande partie formée de phosphore et de chaux, puis de gélatine. Ils ont tous commencé par être des cartilages, c'est-à-dire de la matière gélatineuse dure et solide, néanmoins quelque peu flexible, assez blanche, assez jaunâtre.

Chez l'adulte, tout a été durcifié, ossifié en un mot ; mais un certain nombre des parties composant la charpente humaine, sont restées à l'état de cartilage, ne pouvant pas ou ne devant pas devenir des os, à cause du rôle qu'elles sont appelées à jouer.

Le plus bel exemple qu'on puisse citer pour l'art, c'est celui des *côtes* et plus encore des *fausses côtes*. Chaque côte solidement attachée à la colonne vertébrale vient s'unir au-devant au sternum par un cartilage, ce qui la rend flexible. C'est ainsi que se comportent les *sept vraies côtes* : sur les cinq autres côtes, trois sont liées entre elles par un même cartilage ; ce qui les rend plus flexibles encore, ce sont les *huitième*, *neuvième* et *dixième*. Quant aux deux dernières, les *onzième* et *douzième*, nous l'avons dit, elles sont libres d'attache par devant et *flottantes*, comme on les appelle. C'est ce qui rend possible un corsage chez nos femmes et une ceinture serrée à la *taille* (ce dont elles ne manquent pas d'abuser), autrement les côtes se briseraient.

La pointe du sternum, qui se montre aussi assez souvent chez les hommes maigres, est également un cartilage. On le nomme appendice xiphoïde (de xiphos, *épée*, grec), à cause de sa forme.

Nombre d'autres parties sont faites de cartilages : le pharynx, ainsi que le larynx, la trachée-artère et d'autres parties de l'appareil circulatoire; mais nous n'avons pas à nous en occuper.

Dans les parties visibles, il faut compter une portion du nez. La racine du nez est en os, mais l'extrémité, la pointe, est cartilagineuse, de même que les deux ailes et la cloison intérieure. L'oreille est également une partie fibro-cartilagineuse, de là son peu de sensibilité.

Il est encore d'autres parties cartilagineuses, mais nous passons ; ces exemples suffisent pour faire comprendre ce qu'est le cartilage à côté de l'os comme auxiliaire et comme intermédiaire entre les os et la chair.

## LES ARTICULATIONS

(d'articulatus, *jointure,* latin).

*Une articulation* est un assemblage et un mode d'union de deux ou plusieurs os. Les os sont des pièces dures sans souplesse ; isolés les uns des autres et le plus souvent placés bout à bout, il faut, pour les faire agir les uns sur les autres, les lier, les attacher. Voilà le rôle que jouent *les ligaments*, dont nous allons parler. Leur jonction, l'état de leur jointure et l'effet qui en résulte, voilà ce qu'est L'ARTICULATION.

Et, pour le bien faire comprendre, nous allons en citer quelques exemples, les plus saisissables, les plus utiles à connaître.

La tête n'a pas d'articulation, ou plutôt elle est toute articulée par l'effet des os qui, à la face comme au crâne, se tiennent tous et ne forment qu'un tout ; seule, la mâchoire inférieure s'en détache et fonctionne séparément.

*Cette articulation*, qui est libre et ligamenteuse, unit l'os maxillaire au-dessous du crâne par deux branches placées sous l'arc zygomatique entre le trou de l'oreille et l'os de la pommette.

*La colonne vertébrale*, d'un bout à l'autre, n'est qu'une *chaîne articulée*, puisque chaque vertèbre roule sur l'autre vertèbre, par-dessus comme par-dessous.

Mais la plus complexe et la plus importante des articulations est, sans contredit, celle de l'*épaule*, où l'on voit trois têtes d'os réunies ; d'abord la clavicule se terminant par une sorte de spatule et venant s'unir à l'acromion. L'acromion est une apophyse de l'omoplate occupant le dessus de l'épaule. Puis la tête de l'humérus s'emboîtant dans la cavité de même forme que présente l'omoplate, ce qui permet au bras de pivoter et de se mouvoir dans tous les sens.

*Le coude* présente aussi une articulation intéressante. Elle se distingue par une poulie placée à la partie antérieure de l'humérus qui s'emboîte à l'os cubitus et sert à faire plier le bras ; derrière, au cubitus, se trouve une saillie en butoir, c'est la saillie qui forme la pointe du coude, elle arrête l'action de cette poulie et empêche le bras de faire plus que s'allonger. Cette saillie du coude se nomme *olécrâne* (de olénè, *coude*, et de karénon, *tête*, grec), ce qui veut dire *tête du coude*. Cette apophyse est bonne à connaître, parce qu'elle est toujours visible au dehors.

Le radius participe aussi à cette articulation pour son action tournante.

*La main*, dans son ensemble, avec ses vingt-sept osselets, n'est qu'une suite non interrompue d'articulations les plus riches et les plus variées. Nous n'en donnons aucun dessin, le fonctionnement se trouvant visible sur le vivant. Vous obtiendrez plus en agitant vos doigts et en remuant le poignet, ou en observant ce qui se passe dans la main gauche d'un homme jouant du violon. C'est tout simplement chose admirable !

*Les hanches* donnent aussi une merveilleuse articulation; mais, pour qu'elle soit complète, il faut la prendre unie à celle de la cuisse, et le fémur joint à l'os iliaque est ce qui donne toute la désinvolture du hanchement.

Comme on l'a vu, le col du fémur porte une énorme tête ronde, absolument semblable à celle de l'humérus, qui s'emboîte dans la cavité de même forme de l'os du bassin. Cette articulation, qu'on le retienne bien, est la plus importante de tout le corps humain, puisque c'est elle qui unit les membres inférieurs au torse et le tient suspendu au-dessus des cuisses.

La saillie du trochanter est celle qui se montre quand l'individu porte sur une seule jambe, et dans ce mouvement, toute la moitié du bassin se jette de côté.

*Le genou* est également une des belles articulations du mécanisme humain, dans laquelle on voit la rotule qui sert à joindre les deux grands os, fémur et tibia, fixes et immobiles, tout en permettant, ce qui est nécessaire, la flexion du genou.

*Le pied* est, comme la main, une suite non interrompue d'articulations, mais beaucoup moins complètes, et ce n'était pas si utile, le pied étant avant tout un organe destiné à la marche. Il peut néanmoins être utilisé autrement ; on peut voir ce que nous en disons aux muscles, à ce même article Pied. On comprendra les perfectionnements dont il est susceptible en diverses fonctions. Le pied de l'Homme est perfectible en présence de notre volonté. On n'a pas besoin d'être S. M. Gorille pour en faire un instrument de préhension.

## LES LIGAMENTS

(de *ligamentum*, au singulier; du verbe ligare, *lier, attacher*, lat.).

Il ne suffit pas de montrer les points de rencontre des os qui forment *jonction* ou *articulation*, il faut indiquer aussi comment tout cela tient et s'attache. Et c'est là la fonction des *ligaments*.

Les ligaments sont des faisceaux de tissus fibreux, d'un blanc de nacre, flexibles, inextensibles, difficiles à rompre, tantôt parallèles, tantôt croisés, qui enveloppent en tous sens les points de jonction des os, les lient solidement comme des bandelettes et les empêchent de varier, sans toutefois gêner les mouvements, et l'on sait ce que deviennent ces mouvements chez les hommes dans la colère ou les moments de danger.

Une remarque à faire pour les arts, c'est que ces attaches, très nombreuses et très fortes, ne gênent nullement les formes, et même qu'elles en présentent de fort belles, chez les animaux aussi bien que chez l'Homme, là où on les comprend sous la peau ; le genou, par exemple, si beau à modeler, si intéressant à dessiner, avec ses quatre têtes d'os et sa rotule au milieu, ce genou n'est absolument qu'un assemblage de ligaments.

---

## DERNIÈRES REMARQUES SUR CE QU'ON VOIT DES OS SUR L'HOMME VIVANT

Quand on observe la nature vivante, dans ses plus beaux spécimens ou sur les antiques, on trouve très peu de parties où les os sont visibles ; l'auteur des choses a tenu à les cacher. Voir apparaître les os sur le corps humain est un signe de laideur, comme de mauvaise santé.

Sur la belle nature humaine, voici ce qu'on trouve de visible en parties osseuses :

*Le crâne*, cela est absolu, sauf l'obstacle des cheveux dont on peut se rendre maître.

*Le front ;* le muscle qui s'y trouve ne fait pas obstacle pour juger de la forme.

*L'os du nez;* si petit qu'il soit, il est toujours bien visible.

*L'os de la pommette* est parfois très visible, parfois noyé dans la graisse des joues, et la beauté des formes n'en est pas affectée.

*L'os de la mâchoire inférieure;* on en voit au moins le contour limitant le bas de la face.

*L'os hyoïde* se voit souvent sur un beau cou et se sent très bien au toucher.

*Les clavicules ;* voilà des os qui se voient, et doivent se voir, ou au moins se sentir sur un beau torse, même de femme, car elles servent à dessiner et à limiter le tronc par en haut.

*Le sternum et les côtes* ne doivent pas se voir.

*La colonne vertébrale;* c'est à peine si on doit en sentir les aspérités.

*L'omoplate* se découvre quelque peu chez l'homme robuste et pendant le fonctionnement de l'épaule.

*Le sacrum* ne se voit pas plus que la colonne vertébrale.

*Le coude ;* sa pointe olécranienne se voit et se sent, surtout quand le bras est fléchi ; mais, chez une personne grasse, la femme surtout, le bras étant pendant, cette saillie se présente en creux.

*Les os du poignet* se voient sur tout bras fort et vigoureux.

*Le métacarpe;* sur toute main forte et sèche, les têtes d'os du métacarpe se voient sur le dos de la main ; tandis que sur la main du tout jeune enfant et de la femme grasse, ces mêmes os se font comprendre par quatre creux ronds.

*Les doigts*, dans une belle main, doivent laisser comprendre les divisions osseuses des phalanges.

*Les hanches* se dessinent sans laisser voir l'os iliaque, mais on le sent toujours bien au toucher.

Mais, d'un autre côté, si ces articulations et leurs attaques sont si bien établies, elles n'en sont pas moins exposées à la longue à se fatiguer, à se détériorer. C'est ce qui a lieu chez le vieillard tout courbé qui ne peut plus redresser ses reins. C'est aussi l'état du cheval fourbu, dont les jarrets fléchissent, dont les paturons cèdent, dont les boulets se gonflent : c'est la maladie qui vient, ce sont les organes qui cessent de fonctionner.

Et pourtant la nature, la grande et belle nature, a tout prévu dans ces rouages : elle fait sécréter par les membranes elles-mêmes une huile, une graisse analogue à celle qu'on emploie pour graisser nos machines, une substance blanchâtre appelée *synovie* (nom qui vient de sa ressemblance avec le blanc d'œuf) ; c'est cette graisse, cette humeur huileuse qui entretient le jeu de ces rouages et donne aux articulations la facilité des mouvements, la souplesse, l'élasticité, la légèreté qu'on observe dans toutes les actions de notre corps.

DEUXIÈME PARTIE DESCRIPTIVE

# LA MYOLOGIE

## OU ÉTUDE DES MUSCLES

## LA MYOLOGIE OU ÉTUDE DES MUSCLES

La myologie (de mys ou myon, *muscle*, et de logos, *discours*, grec) est la partie la plus importante de l'anatomie des beaux-arts.

Les muscles sont notre chair ; ils entraînent les os, et sont, eux, conduits par des cordons nerveux — les nerfs — à peine visibles, qui émanent du cerveau et de la colonne vertébrale ; leur action est produite par la *contraction*, c'est-à-dire le resserrement du muscle sur lui-même, ce qui le raccourcit.

Ils se divisent surtout en *extenseurs* et en *fléchisseurs :* l'homme qui donne un coup de poing ou un coup de pied : *extenseurs* ; — la mère qui allaite ou porte son enfant dans ses bras : *fléchisseurs.*

Les muscles sont très développés chez l'homme fort ; ils sont à peine visibles chez l'individu faible et délicat.

La Myologie forme quatre divisions, qui sont :

1° La tête et le cou.
2° Le torse entier.
3° Le bras entier.
4° La jambe entière.

# CRANE FACTICE

Donnant tous les points qu'on doit observer sur la nature pour arriver à la connaissance exacte des crânes des individus et des peuples.

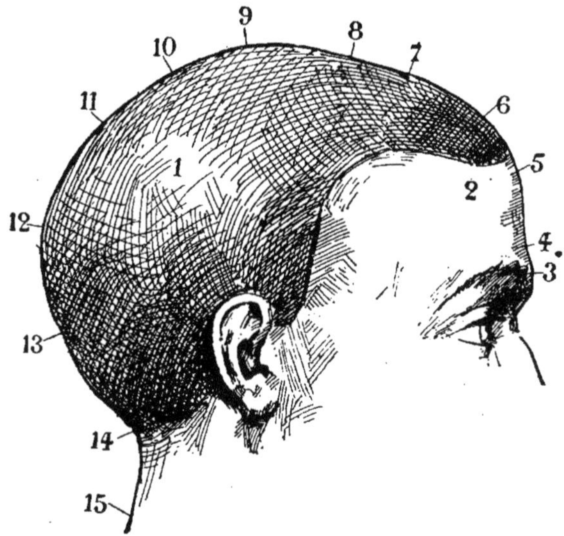


1. Les bosses pariétales indispensables.
2. Les bosses frontales, plus rares.
3. Les arcs sourciliers qu'on voit en saillie sur certains vieillards méditatifs ou calculateurs.
4. L'entablement, si commun sur les bustes des anciens philosophes grecs.
5. Le tournant du front qui, pour une belle tête, ne doit jamais être sous les cheveux.
6. Le talus frontal, un plan incliné formé de la partie haute de l'os frontal.
7. Le bregma (fontanelle chez les petits enfants) qui se fait généralement reconnaître par une légère dépression.
8. Le versant avant du vertex ou plan pariétal.
9. Le vertex, ou point culminant de la tête et axe du corps entier.
10. Le versant arrière du vertex.
11. La légère dépression où se fait le rayonnement de la pousse des cheveux, appelé centre calvite ou tonsure.
12. La saillie occipitale.
13. La dépression cérébelleuse.
14. La fin du crâne et des cheveux.
15. La nuque ou derrière du cou.

*Remarque.*

Sauf les deux premiers, tous ces points indiqués sont placés sur la ligne médiane.

# PREMIÈRE GRANDE DIVISION DU CORPS HUMAIN

## LA TÊTE ET LE COU

## LES MUSCLES DE LA FACE

### GÉNÉRALITÉS

L'étude myologique de la tête ne comprend bien réellement que la Face.

Les muscles de la Face, sauf quelques-uns, sont des muscles d'un caractère différent de ceux du corps ; ils sont plats, minces, adhérents à la peau, qu'ils entraînent et font plisser en divers sens, et par là, modifiant l'état du visage, deviennent, comme nous l'avons dit, des *muscles d'expression*, c'est-à-dire des muscles qui, par leur action d'une finesse et d'une mobilité extrêmes, transmettent au dehors et laissent voir ce qui se passe, comme sensations, dans le cerveau des individus.

Ces muscles sont donc, pour la plupart, tout autres que des muscles de *force* et d'*action.*

Les muscles de la tête sont aussi des *muscles de forme*, puisque, étant à la superficie, ils donnent la forme définitive à notre face, les traits à notre visage.

La tête humaine possède aussi, comme le corps, des muscles internes et profonds, des muscles que l'on ne voit jamais. Ils sont employés au service des organes des sens ou à quelque fonction intérieure ; ceux-là, nous avons peu à nous en occuper, limitant notre action à ne dire que ce qui est utile aux arts du dessein. Nous en faisons une description à part à la fin de cette partie.

## LA FACE HUMAINE

### ET LES MUSCLES SUPERFICIELS OU EXPRESSIFS QUI S'Y VOIENT

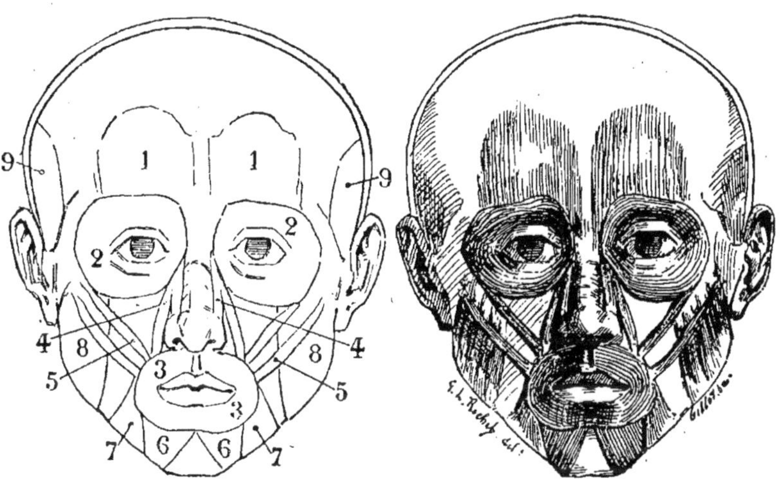


1. Le frontal, ou les deux muscles frontaux.
2. L'orbiculaire des paupières.
3. L'orbiculaire des lèvres.
4. L'élévateur commun de la narine et de la lèvre supérieure.
5. Les deux zygomatiques.
6. Le carré du menton.
7. Le triangulaire de la lèvre inférieure.
8. Le masséter.
9. Le temporal.

*Remarque.*

Il y a d'autres muscles sous-jacents, mais peu utiles à connaître ; nous ne les avons pas placés sur la figure, afin d'éviter la confusion.

# LE PROFIL HUMAIN

## ET LES MUSCLES SUPERFICIELS OU EXPRESSIFS QUI S'Y VOIENT

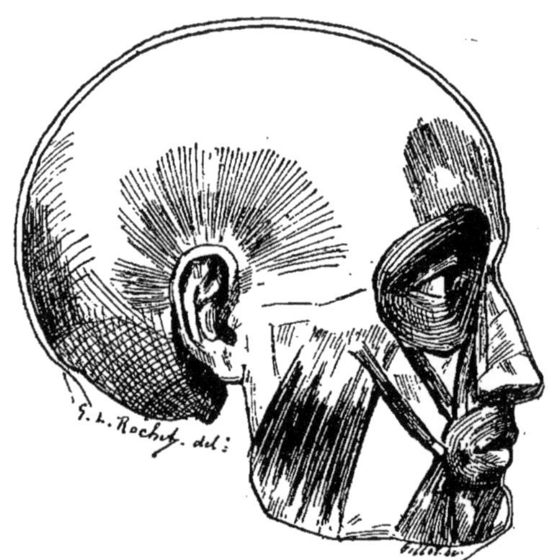


1. Le frontal.
2. L'orbiculaire des paupières.
3. L'orbiculaire des lèvres.
4. L'élévateur commun de la narine et de la lèvre supérieure.
5. Les deux zygomatiques.
6. Le carré du menton.
7. Le triangulaire de la lèvre inférieure.
8. Le masséter.
9. Le temporal.
10. L'occipital.

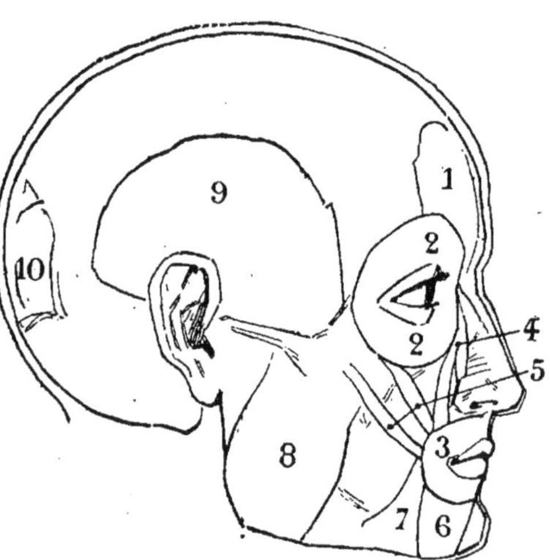


Les principaux des autres muscles de la figure humaine sont :

— Le pyramidal du nez ;
— Le triangulaire du nez ;
— Le sourcilier ;
— L'élévateur propre de la lèvre supérieure ;
— Le triangulaire des lèvres ;
— Le buccinateur.

# LES MUSCLES DU COU

---

## GÉNÉRALITÉS

Les muscles du cou. — (Les mots *cou*, *col*, viennent de *collum*, latin). C'est la partie qui unit la tête au corps.

Dans les mesures de proportions (voir notre Prototype) le cou se joint au tronc ; ici, en anatomie, on peut le faire marcher avec la tête.

Le cou, comme toutes les parties de l'être humain, a un caractère qui le distingue de celui des animaux, c'est qu'il possède, grâce à la vertèbre *Axis* (voir au squelette), la propriété de tenir la tête droite, et de la faire tourner de tous côtés et horizontalement sans déranger le corps ; rien de cela n'existe chez la bête.

Le cou possède un très grand nombre de muscles fins et déliés; mais, pour l'art, le col humain n'offre d'intérêt que pour les trois que nous décrivons. Les muscles intérieurs et cachés ne sont pas à connaître.

---

## DEUXIÈME GRANDE DIVISION DU CORPS HUMAIN

# LES MUSCLES DU TORSE

(FACE ANTÉRIEURE)

### GÉNÉRALITÉS

C'est le torse qui surtout renferme un grand nombre de muscles dont les beaux-arts n'ont que faire ; ceux de la vie organique, des voies respiratoires, des intestins, etc. Même pour le fonctionnement de la mécanique humaine, il se trouve, à la colonne vertébrale, au thorax, au bassin, nombre de muscles logés dans les *parties profondes* dont nous n'aurons pas non plus à nous occuper, bien qu'ils participent aux fonctions qui nous intéressent.

Quant aux muscles extérieurs et visibles du tronc, faisant à la fois *forme* et *fonction*, ils sont peu nombreux, mais tous sont d'une grande puissance et occupent une grande surface.

Ceux du devant sont au nombre de QUATRE : deux au centre, deux sur les côtés, et occupent deux régions : la région pectorale et la région abdominale.

Une remarque qu'on peut faire est que la Nature est essentiellement pudique ; nul des muscles servant aux fonctions de la vie organique ne se trouve visible à l'extérieur ; tous sont enfermés, cachés en dedans.

# EXPLICATION DES MUSCLES DU TORSE

(*Face antérieure.*)

LES QUATRE PREMIERS SEULS EN FONT PARTIE

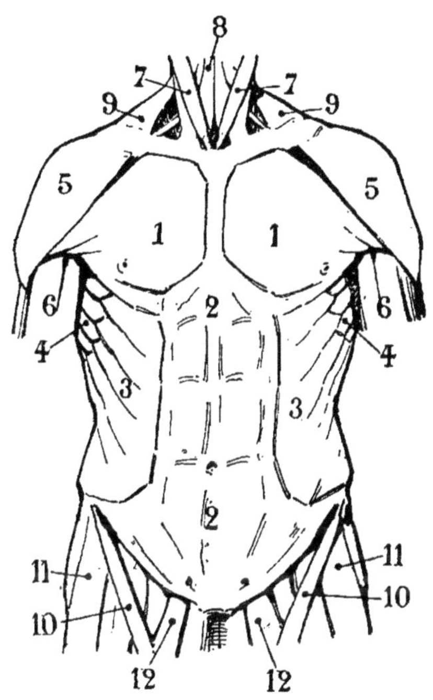


1. Le grand pectoral, ou les deux pectoraux.
2. Le droit abdominal, divisé en sections et recouvert de son aponévrose.
3. Le grand oblique.
4. La portion visible des dentelés.
5. Le deltoïde.
6. Portion du biceps.
7. Le sterno-mastoïdien.
8. Le sterno-hyoïdien.
9. Portion visible du trapèze.
10. Portion du couturier.
11. Le fascia lata.
12. Portion des autres muscles de la cuisse.

## EXPLICATION DES MUSCLES DU TORSE
*(face postérieure.)*

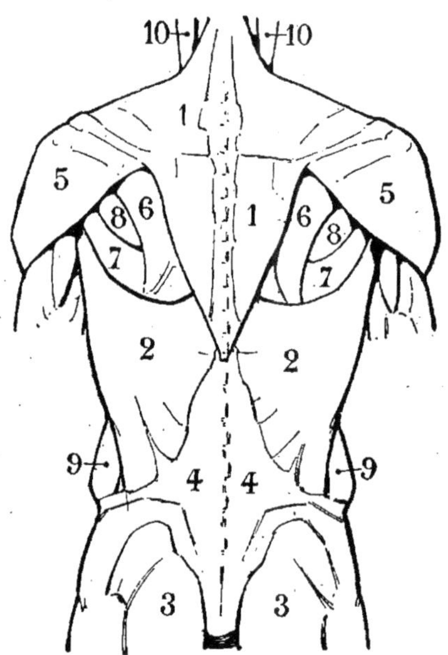


1. Le grand trapèze.
2. Le grand dorsal.
3. Le sacro-fémoral, ou muscle grand fessier.
4. L'aponévrose recouvrant la masse charnue des reins, ou sacro-lombaire.
5. Le deltoïde.
6. Le sous-épineux.
7. Le grand rond.
8. Le petit rond.
9. Portion tournante du grand oblique (voir au torse par devant).
10. Portion du sterno-mastoïdien (voir au cou).

LES MUSCLES DU TORSE (*Face postérieure.*)

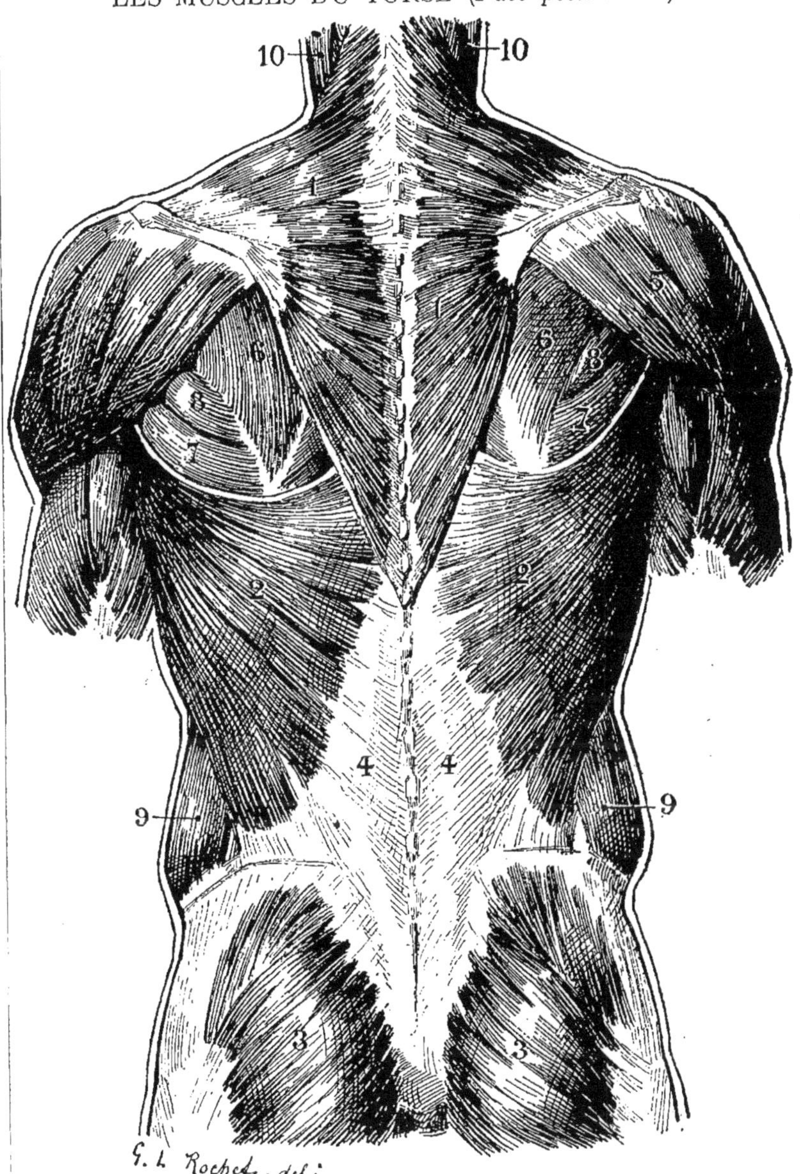

# LE TORSE VU DE DOS

---

## GÉNÉRALITÉS

Cette grande portion de notre Être s'étend de la tête aux cuisses. Elle prend sa forme dans celle que donne le squelette.

Cet ensemble se divise en quatre régions, qui sont :

1° *La partie cervicale*, ou la nuque ;

2° *La partie dorsale*, ou le dos ;

3° *La partie lombaire*, ou les reins ;

4° *La partie sacro-fémorale*, ou les fesses proprement dites.

Deux parties saillantes, alternées de deux parties rentrantes, en forment le caractère, ce qui donne au profil du torse humain une grâce et un galbe de la plus rare perfection. C'est la colonne vertébrale qui est l'arbre de cette forme et le support de tout l'ensemble (voir à la première partie, la *colonne vertébrale*).

A ce dos se rattache la question de l'épaule, une des plus compliquées de la mécanique humaine.

La partie inférieure du tronc, celle comprenant les muscles grands et moyens fessiers, nous en renvoyons l'étude avec celle des cuisses auxquelles elle se rattache plus intimement.

# TROISIÈME GRANDE DIVISION DU CORPS HUMAIN

## LE MEMBRE SUPÉRIEUR

## BRAS. — AVANT-BRAS. — MAIN

### GÉNÉRALITÉS

Le membre supérieur représente la partie la plus fine, la plus détaillée qu'on puisse étudier en anatomie des muscles après la face. Le nombre des muscles en est très grand et ils sont tous très visibles.

Mais la grosse étude à faire de cette partie de nous-mêmes, c'est d'observer et de bien comprendre le mouvement du radius sur le cubitus (voir aux os), cet os tournant ou pivotant autour de l'os du coude. Nous engageons tout artiste, soucieux de connaître les belles choses de la mécanique humaine, d'observer sur lui-même comment il fait tourner sa main.

C'est aussi sur ce membre qu'on peut observer et comprendre le mieux l'effet produit par les trois sortes de muscles : les *fléchisseurs*, les *extenseurs*, les *rotateurs*. Les fléchisseurs amènent la main vers la tête ; les extenseurs font étendre ou allonger le bras ; les rotateurs font tourner soit l'épaule, soit le coude, soit le poignet.

Enfin, tous ces muscles sont des *muscles de forme*, étant tous visibles, au moins par un côté ; ils dessinent le membre et s'isolent bien les uns des autres, tous étant enfermés dans une gaine ligamenteuse qui les sépare. D'après Gerdy, sur vingt muscles de l'avant-bras, on en compte jusqu'à seize contenus dans une gaine aponévrotique ou ligamenteuse.

Ce membre se compose de *quatre parties principales :*

1° *L'épaule* (*scapula*, latin ; *osmos*, grec). — Les os qui concourent à la former sont au nombre de *trois*, les muscles au nombre de six. L'épaule appartient au thorax ainsi que le bras.

2° *Le bras* (*brachium*, latin ; *brachios*, grec). — En usage on appelle *bras* le membre entier, de l'épaule à la main ; mais en anatomie on désigne sous le nom de *bras* la seule partie comprise entre l'épaule et le coude, l'autre partie se nomme *avant-bras*. Le bras n'a qu'un seul os, *l'humérus ;* il a quatre muscles. Le coude appartient aux deux parties (1).

3° *L'avant-bras*. — Partie du bras qui s'étend du coude à la main. Quelques anatomistes le nomment *cubitus*, du nom de son os principal qui forme le coude ; l'autre os se nomme le radius (voir au squelette) ; on lui compte vingt muscles, dont les arts n'observent que les principaux et les plus visibles (2).

4° *La main* (*manus*, latin, *chéir*, grec). — Celle-ci se se compose à son tour de trois parties : 1° *le poignet*, nom vulgaire, *carpe*, nom scientifique (*carpus*, latin, *carpos*, grec) ; 2° *le métacarpe* de (méta, *après*, carpos, *carpe*, grec) ; le métacarpe n'a pas de nom vulgaire pour le dessus de la main ; *la paume* de la main en désigne l'intérieur ; 3° *les doigts* (*digitus*, latin au singulier, *dactylos*, grec) ; les doigts à leur tour se divisent en phalanges, phalangines, phalangettes ; le pouce n'a pas de phalangine.

(1) On pourrait le nommer *Bras huméral*.

(2) On pourrait le nommer *Bras manual* (*manualis*, latin) (bras de la main).

# LES MUSCLES DU MEMBRE SUPÉRIEUR

**OU BRAS ENTIER**

(*Face antérieure. — Muscles fléchisseurs.*)

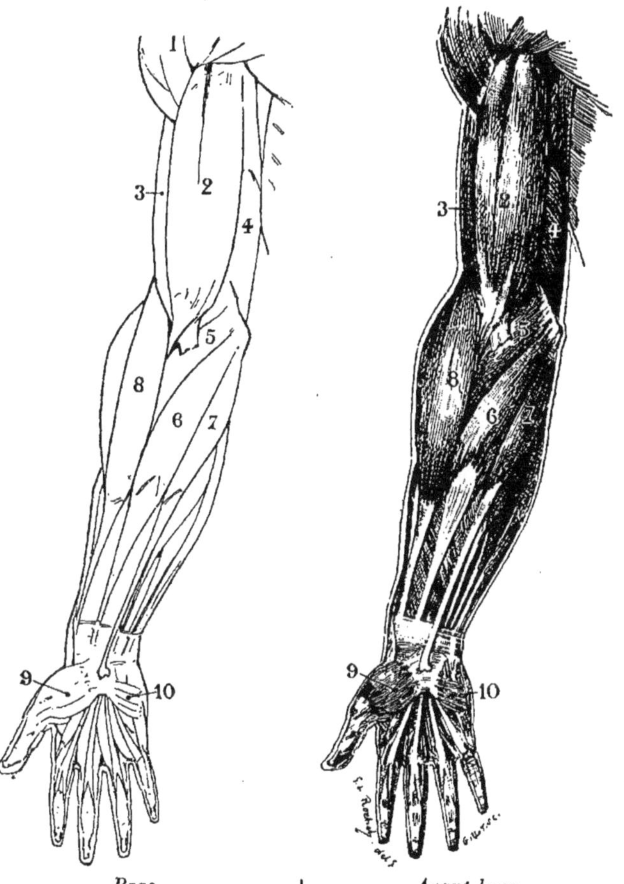


*Bras.*

1. Le deltoïde.
2. Le biceps huméral.
3. Le brachial antérieur.
4. Le coraco-brachial.

*Avant-bras.*

5. Le rond pronateur.
6. Le grand palmaire.
7. Le palmaire grêle.
8. Le long supinateur.

*Main.*

9. L'éminence thénar.
10. L'éminence hypothénar.

## LES MUSCLES DU MEMBRE SUPÉRIEUR

(*Face postérieure. — Muscles extenseurs.*)

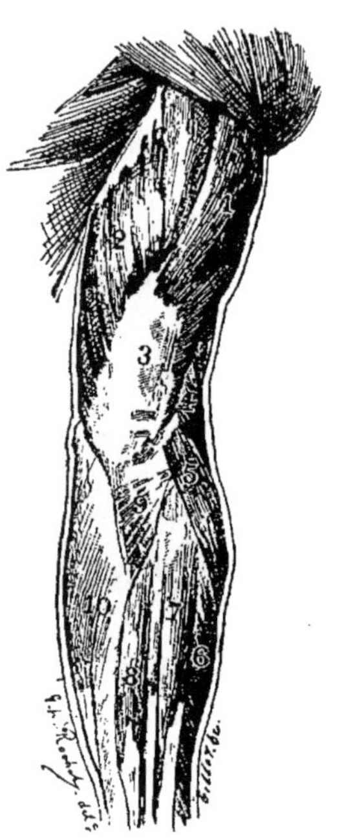


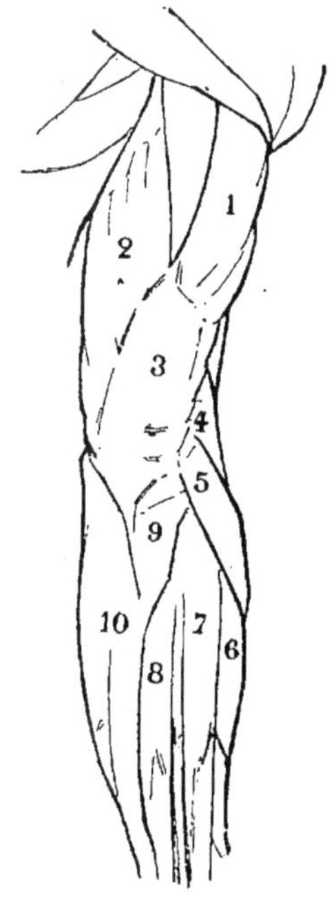


*Bras.*

Le triceps ou *extenseur du coude* occupe tout ce côté du bras.

1. La partie externe du triceps.
2. La partie interne du triceps.
3. L'aponévrose du triceps rattachant ce fort muscle au coude.
4. Portion du long supinateur (voir, à l'autre figure, bras devant).

*Avant-bras.*

5. Le premier radial externe.
6. Le second radial externe.
7. L'extenseur des doigts.
8. Le cubital postérieur.
9. L'anconé.
10. Le cubital antérieur.

# TROISIÈME ASPECT DU BRAS

*(Le bras pendant.)*

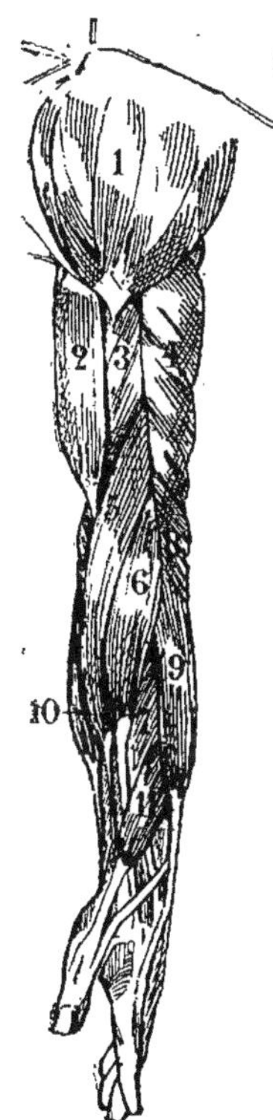


1. Le deltoïde ; ce muscle se voit bien ici dans toute sa forme.
2. Le biceps huméral, vu de profil.
3. Le brachial antérieur.
4. Le triceps brachial ; ne montre qu'une partie.
5. Le long supinateur ; beau et fort muscle desservant parfaitement l'avant-bras.
6. Le premier radial externe.
7. Le second radial.
8. L'anconé ; on voit bien par l'état de ses fibres qu'il sert à faire tourner le bras.
9. L'extenseur commun des doigts ; on voit bien par ses tendons qu'il sert à faire allonger la main.
10. Le grand palmaire.
11. Le long abducteur du pouce, très visible et très compréhensible, sa fonction étant de redresser le pouce et de l'écarter des doigts.

# QUATRIÈME ASPECT DU BRAS

(*Le bras levé.*)

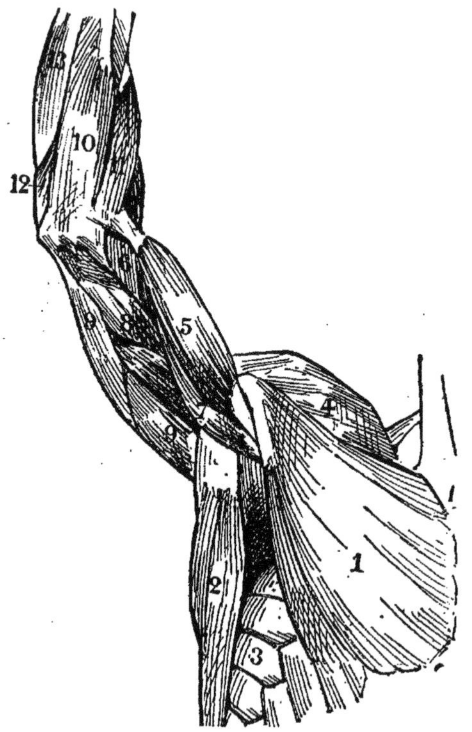


1. Le grand pectoral.
2. Portion du grand dorsal, muscle du dos.
3. Les dentelés, qui se voient très bien dans cette position.
4. Portion du deltoïde.
5. Le biceps.
6. Le brachial antérieur.
7. Le coraco-brachial.

8, 9. Deux portions du triceps brachial ou extenseur du coude.

10. Le cubital antérieur.
11. Le palmaire grêle.
12. L'anconé.
13. L'extenseur des doigts.

*Remarque.*

Cette figure et la précédente étaient nécessaires pour compléter l'étude du bras sur ses quatre faces.

## LA MAIN

La main humaine se fait remarquer pas ses muscles de l'intérieur ou de la paume plus que par ceux de l'extérieur, qui sont peu nombreux et ont peu d'action. En

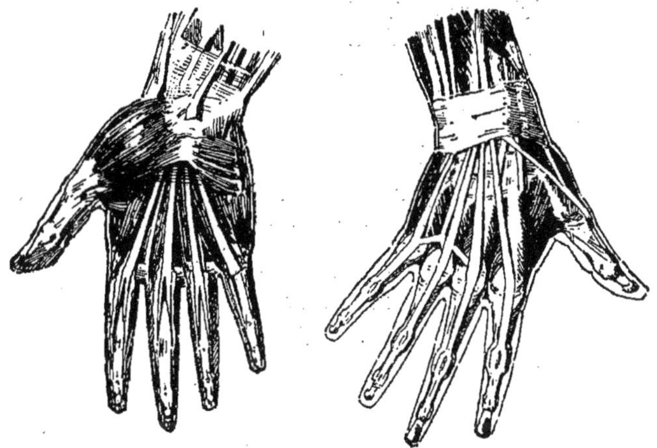

*Face intérieure.* *Face supérieure.*

effet, nous ne faisons rien avec le dessus de notre main; il ne nous sert qu'à étendre les doigts, et cette action est plus le produit des muscles extenseurs, logés dans l'avant-bras, que ceux propres de la main.

Tandis qu'à l'intérieur de la main, c'est là que nous accomplissons tous nos actes de préhension, de toucher, de palper, de tâter, de manier, de caresser, de gratter, de frotter, et tous nos faits d'adresse, de prestidigitation, de manipulation de toute nature.

Deux muscles principaux, ou faisceaux de muscles, sont à signaler comme forme et comme action au dedans de la main. Ces muscles sont ceux que les anatomistes ont désigné sous le nom de *éminence thénar* et de *éminence hypothénar* ; ces deux muscles donnent toute l'épaisseur au métacarpe.

Le mot *thénar* vient du grec et veut dire *paume de la main* ou *plante du pied.* Le mot *hypothénar* veut dire l'opposé. L'éminence thénar représente plusieurs muscles, courts, abducteurs et fléchisseurs, environnant le pouce et le faisant mouvoir en avant comme en arrière. L'éminence hypothénar occupe l'intérieur de la main du côté du petit doigt, elle est formée de courts muscles faisant mouvoir les quatre doigts ; ce sont des fléchisseurs, plus un qui a une action particulière réservée au petit doigt. — Voir soi-même comment les choses se passent sur notre propre main. Du reste, tout artiste qui a sérieusement dessiné une main arrive à connaître une partie de ces choses sans le secours de l'anatomie.

---

# QUATRIÈME GRANDE DIVISION DU CORPS HUMAIN

## LE MEMBRE INFÉRIEUR

### GÉNÉRALITÉS

Si le bras, dans son entier, représente ce qu'il y a de plus fin et de plus délié dans le corps humain, la jambe, prise de la même façon, nous montre ce qu'il y a de plus solide et de plus résistant.

L'étude anatomique du membre inférieur s'étend par devant, de la fin du tronc au bout des pieds ; par derrière, nous y rattachons toute la partie du bassin comprenant les hanches, les fesses, à partir des lombes (reins), parce que les dispositions extérieures musculaires nous y obligent. Le bassin de ce côté est trop intimement uni aux cuisses.

Donc nous avons cinq parties d'étude que nous indiquons plus loin et qui donnent des *muscles obliques* et des *muscles fléchisseurs*, qui amènent par devant la cuisse sur l'abdomen ; et d'autres *fléchisseurs* par derrière, qui font plier le genou et amènent la jambe sous la cuisse, plus des *extenseurs* qui font raidir et allonger la jambe.

Enfin, sauf autour du bassin, où se trouvent des muscles servant aux fonctions organiques et dont nous ne nous occupons pas, partout nous trouvons des muscles servant à la fonction et en même temps procurant *la forme*, la belle forme du corps humain.

# DIVISIONS DU MEMBRE INFÉRIEUR

## CINQ PARTIES D'ÉTUDE

**1° Le bassin avec la hanche. — 2° La cuisse. — 3° Le genou. — 4° La jambe. — 5° Le pied.**

1. Le bassin (*pelvis*, latin) représente la partie basse du tronc, lui servant de support et de point d'appui pour les membres inférieurs.

1 *bis*. Les hanches (*coxa*, *coxendix*, latin ; *ischion*, grec) ; elles sont l'enveloppe visible du bassin, et le point d'attache de la cuisse.

2. La cuisse (*fémur*, latin ; *mèros*, grec) ; c'est la partie haute de la jambe, qui s'étend du bassin au genou. La cuisse n'a qu'un seul os et vingt et un muscles.

3. Le genou, la partie osseuse terminant la cuisse, que nous décrivons plus loin (voir aux articulations).

4. La jambe (*crus*, latin), la partie qui s'étend du dessous du genou au pied. Elle comprend deux os, comme l'avant-bras, et nombre de muscles allant tous vers le pied.

5. Le pied (*pes*, *pedis*, latin), la partie qui porte sur le sol et supporte la jambe. Organe exceptionnel et qu'on ne trouve que chez l'Homme, formant retour d'équerre sur la jambe et démontrant de la façon la plus pérémptoire que l'être humain est fait pour se tenir debout et observer la station rectiligne complète. Le pied se compose de trois parties, comme la main, le tarse, le métatarse, les orteils.

# LES MUSCLES DU MEMBRE INFÉRIEUR

OU DE LA JAMBE ENTIÈRE (*Face antérieure*).

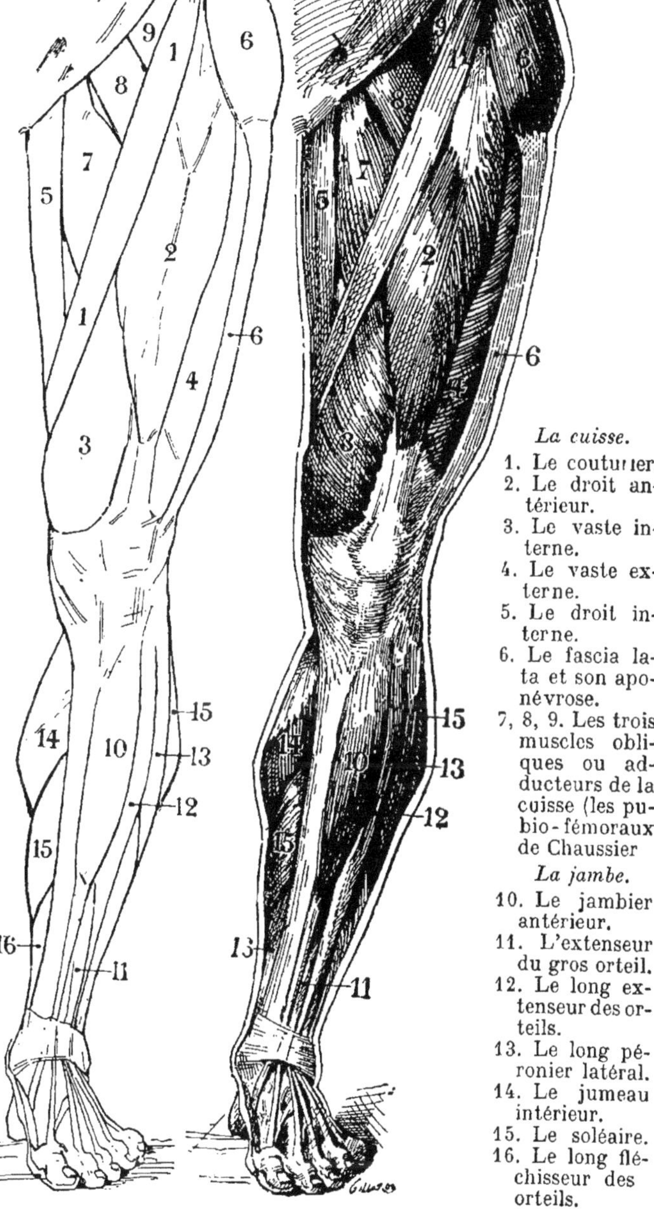

*La cuisse.*

1. Le couturier.
2. Le droit antérieur.
3. Le vaste interne.
4. Le vaste externe.
5. Le droit interne.
6. Le fascia lata et son aponévrose.

7, 8, 9. Les trois muscles obliques ou adducteurs de la cuisse (les pubio-fémoraux de Chaussier

*La jambe.*

10. Le jambier antérieur.
11. L'extenseur du gros orteil.
12. Le long extenseur des orteils.
13. Le long péronier latéral.
14. Le jumeau intérieur.
15. Le soléaire.
16. Le long fléchisseur des orteils.

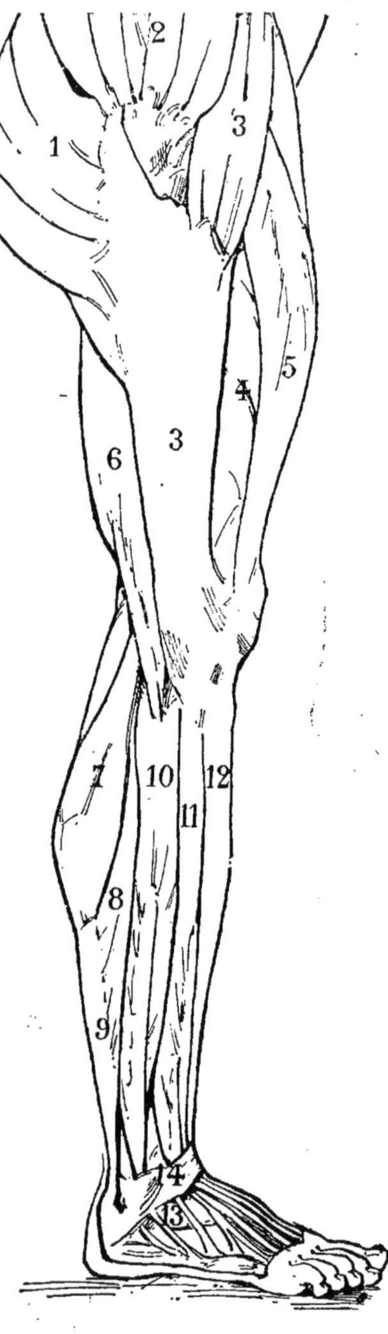


1. Le muscle grand fessier et son aponévrose se confondant avec celle du fascia lata.
2. Le moyen fessier, s'insérant à la crête iliaque et au grand trochanter.
3. Le fascia lata et son prolongement aponévrotique.
4. Portion de triceps fémoral ou vaste externe.
5. Le droit antérieur, dont le tendon s'attache à la rotule.
6. Le biceps fémoral et son solide tendon, formant un côté du jarret.
7. Le muscle jumeau, côté externe.
8. Le soléaire.
9. Le tendon d'Achille, et son insertion au calcanéum.
10. Le long péronier.
11. Le long extenseur des orteils.
12. Le jambier antérieur.
13. Le pédieux.
14. Le ligament annulaire qui contourne et retient tous les tendons du pied.

## LES MUSCLES DU MEMBRE INFÉRIEUR

OU LA JAMBE DROITE VUE DE PROFIL

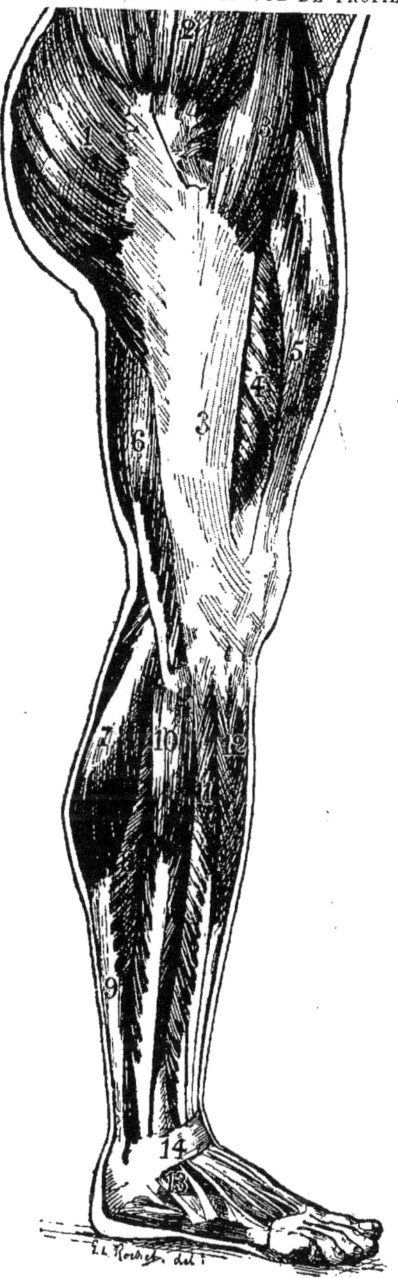

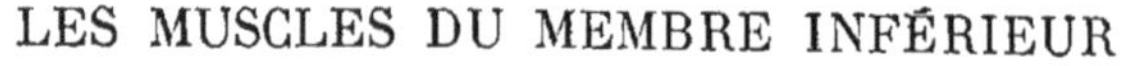

# LES MUSCLES DU MEMBRE INFÉRIEUR

OU DE LA JAMBE ENTIÈRE (*Face postérieure*).

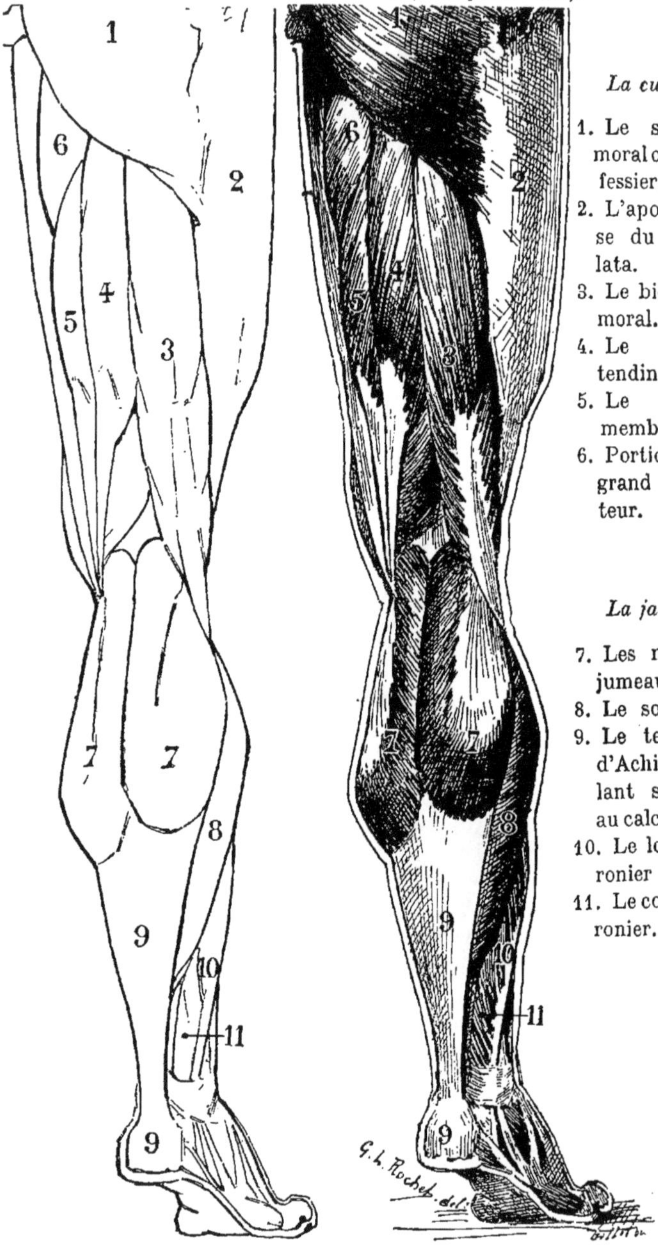

*La cuisse.*

1. Le sacro-fémoral ou grand fessier.
2. L'aponévrose du fascia-lata.
3. Le biceps fémoral.
4. Le demi-tendineux.
5. Le demi-membraneux.
6. Portion du grand adducteur.

*La jambe.*

7. Les muscles jumeaux.
8. Le soléaire.
9. Le tendon d'Achille allant s'insérer au calcanéum.
10. Le long péronier latéral.
11. Le court péronier.

# LES MUSCLES DU PIED

*(Face supérieure).*

---

LE PÉDIEUX. — Ce mot vient de *pediosus*, latin, mot formé de *pes*, pied, qui veut dire, qui est au pied, qui appartient au pied, parce qu'en effet, ainsi qu'on le voit sur notre dessin, il occupe toute la partie charnue du cou-de-pied ou métatarse. C'est donc le seul muscle réel et important du pied à connaître. Il est placé sous les tendons des muscles de la jambe qui font lever le pied, et qui sont ici coupés sur notre dessin, pour laisser voir ce muscle. Il s'attache en arrière à la face externe du calcanéum, et à un ligament qui l'unit à l'astragale. Ses tendons grêles vont gagner les orteils.

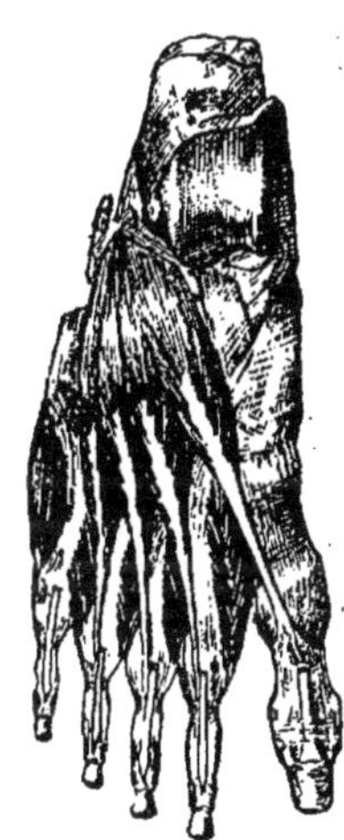

L'ABDUCTEUR DU GROS ORTEIL. L'ABDUCTEUR DU PETIT ORTEIL. — Le premier, placé à l'intérieur entre le talon et le gros orteil, agit sur celui-ci en le contraignant à s'appuyer sur le sol, comme lorsque nous levons la jambe, dans la marche. Le second présente la partie charnue de l'autre côté ; il sert à relever le petit orteil.

## RÉSUMÉ

# SUR LES MOUVEMENTS QUE LES MUSCLES

### FONT FAIRE AU CORPS HUMAIN

Les muscles, après avoir constitué la forme générale du corps, accomplissent des mouvements. Nous donnons un résumé de ces mouvements, qui sont pour les principaux au nombre de *dix-huit*, et nous indiquons les *muscles visibles*, qui participent à ces mouvements.

I. — *L'Homme lève les yeux au ciel, les tourne à droite et à gauche sans avoir pour cela besoin de remuer la tête ?*

Oui, et il le fait par la seule disposition de l'organe, et celle des muscles qui le font agir ; on ne trouve cela sur aucun animal.

II. — *L'Homme tourne la tête des deux côtés sans avoir besoin de déplacer son corps ; comment cela se fait-il ?*

Cela a lieu parce que la tête humaine, horizontalement assise sur la vertèbre axis, pivote librement et ce mouvement est accompli avec l'aide des deux muscles externes, le sterno-mastoïdien, et le muscle peaucier.

III. — *L'Homme peut également lever la tête vers le ciel, ou l'abaisser vers la terre, sans déranger son corps.*

C'est grâce à l'action du trapèze et du splénius placé au-dessous, qui la tirent par derrière, et par conséquent la font lever du devant; et par les deux muscles sterno-hyoïdiens, qui la tirent par devant, et par conséquent la font baisser.

IV. — *Comment le torse en avant se replie-t-il sur lui-même ?*

Par l'action des deux droits abdominaux qui sont très puissants, et l'aide des muscles auxiliaires, et celui des petits fléchisseurs placés en dedans du corps, qui font ployer la colonne vertébrale.

V. — *Mais comment peut-il se faire que des clowns parviennent à tourner cette colonne en sens contraire, et à renverser complètement le corps en arrière ?*

Ceci ne s'obtient qu'à l'aide d'un long exercice, et après avoir donné une grande élasticité aux muscles, et aux tendons des muscles inter-vertébraux, dès le jeune âge ; et par un effort suprême des gros muscles remplissant la cavité lombaire du squelette, lesquels nous avons désignés sous le nom de *masse charnue.*

VI. — *Comment le torse parvient-il à pivoter sur lui-même ?*

Oui, le thorax pivote sur le bassin, ce qui est un des plus beaux mouvements de la construction humaine ; cela se produit par l'effet de muscles cachés, et surtout par l'action énergique du grand oblique, lequel est attaché par en haut à toutes les côtes, et par en bas solidement soudé à la crête de l'os iliaque, ce qui lui permet d'entraîner le thorax de côté et d'autre. C'est le même effet produit que celui du sterno-mastoïdien, faisant tourner la tête.

VII. — *Comment la cuisse se replie-t-elle sur l'abdomen ?*

Par l'effort commun des gros muscles du bassin qui font baisser le ventre, par la contraction de fléchisseurs internes qui font monter la cuisse, par l'action du couturier qui tire la jambe d'un côté, du pectiné et des deux adducteurs qui l'attirent de l'autre, et amènent forcément la jambe sur le tronc.

VIII. — *Comment fait-on pour plier le genou ?*

On le plie par l'action des muscles fléchisseurs placés derrière, surtout par celle du biceps fémoral qui amène la jambe à lui, comme le biceps huméral amène à lui l'avant-bras sur le bras, et aussi, par l'action des muscles, le tendineux et le membraneux placés de l'autre côté du jarret, qui le font forcément plier. Quand la jambe se plie, on sent avec la main la contraction du biceps au dedans du genou.

Il faut ajouter que la rotule et ses ligaments, qui sont à l'opposé, n'y apportent aucun obstacle.

IX. — *Comment l'homme peut-il s'asseoir sans tomber ?*

Par la pression que font faire les jumeaux et autres muscles de la jambe aux pieds sur le sol ; par l'action des muscles abdominaux qui retiennent le corps, et celle des muscles lombaires qui font plier les reins.

X. — *Comment, étant assis, peut-on parvenir à lever et à étendre la jambe ?*

Par l'effet des extenseurs de la jambe qui font lever le pied et par celui des extenseurs de la cuisse qui font lever la jambe. Et plus la jambe est tendue, mieux elle se lève.

XI. — *Comment l'enfant d'un an parvient-il à se tenir debout et à marcher seul ?*

En trouvant la force suffisante dans les muscles lombaires, les fessiers et les jumeaux pour tenir en équilibre le corps, qui est toujours porté en avant, et en trouvant dans les attaches des jambes assez de résistance pour tenir pied sur le sol. En rencontrant aussi dans les muscles antérieurs des cuisses assez de solidité pour agir, et faire lever une jambe pendant que l'autre résiste et supporte seule le poids du corps. Voilà ce qu'est la marche, tout simplement une question d'équilibre. C'est la première leçon de gymnastique de l'Homme.

XII. — *Comment l'Homme étant debout fait-il pour enlever ses pieds de terre, danser et sauter, comme par exemple l'enfant qui saute à la corde ?*

Par un violent effort des muscles jumeaux et du soléaire qui exercent une forte pression sur le sol. Si le sol cède sous les pieds, l'action n'a pas lieu. Si, au contraire, il est élastique et très résistant comme un tremplin, le saut est encore plus accentué, car le sol repousse. Les extenseurs des jambes et des cuisses, en tenant les deux membres bien tendus, aident aussi à l'action.

XIII. — *Et le bras, comment peut-il se lever au-dessus de la tête ?*

Par l'action simultanée du deltoïde, et du dentelé sur le devant ; du trapèze et du grand dorsal, sur le derrière, et des muscles ronds de l'épaule faisant basculer l'omoplate.

XIV. — *Et comment le bras parvient-il à se mouvoir en tous sens, comme quand un homme fait le moulinet ?*

Par l'action combinée de tous les muscles du bras et de l'épaule.

XV. — *Comment le coude se plie-t-il, et fait-il pour amener l'avant-bras et la main vers la bouche ?*

Par l'action du biceps qui amène à lui l'avant-bras et celle des fléchisseurs de l'avant-bras qui lèvent la main, et par celles des muscles de l'épaule qui remontent le tout.

XVI. — *Comment l'avant-bras fait-il tourner le poignet et présenter la main, soit sur le dos, soit sur la paume ?*

Par la disposition de l'os radius sur le cubitus, et par la contraction des muscles tournants de l'avant-bras.

XVII. — *Comment l'Homme dispose-t-il aussi librement de ses doigts et de son pouce libre et opposable aux quatre autres doigts ?*

Par la série des extenseurs et des fléchisseurs dont nous voyons si bien les tendons agir sur le métacarpe et aussi par la propriété des deux muscles qui sont dans la main, le thénar et l'hypothénar.

XVIII. — *Et pour la face, où les fonctions ne sont plus des actes de force, mais de simples mouvements d'expression, comment se fait le fonctionnement des muscles autour de nos organes ?*

Cela s'accomplit par ce fait que nous avons au cerveau un point central qui commande à tout. Ce point que quelques anatomistes, de Blainville entre autres, désignent sous le nom de *sensorium* (siège du sens) où se concentrent toutes nos sensations, toutes nos impressions du dehors ; ce point central dirige tous les cordons nerveux se rendant à la face ; et quand un acte est à se produire, une parole, un cri, un regard, un mouvement de colère ou de joie, de dégoût ou de plaisir, nos muscles agissent et nos organes fonctionnent. Et, comme toute cette organisation chez l'Homme est des plus parfaites, voilà comment nous pouvons si facilement parler, crier, rire et pleurer, et comment ces muscles si fins, si déliés, obéissent à notre volonté, à nos désirs, à nos sentiments ou ressentiments, à nos passions, à nos colères, à nos joies.

Mais ceci est d'un ordre trop étendu et trop compliqué pour un simple traité d'anatomie élémentaire ; nous en renvoyons l'examen complet à notre *Traité de la Figure humaine.*

# DES
# AUXILIAIRES ET PROTECTEURS DES MUSCLES, TENDONS, APONÉVROSES, ETC.

## GÉNÉRALITÉS

Nous avons donné, à la fin de l'Étude des os, une définition des cartilages et des ligaments, parce que ces parties en étaient la suite naturelle.

Nous donnons également, et pour la même raison, à la suite des muscles, l'*Etude des tendons et des aponévroses*, qui jouent auprès des muscles un rôle à peu près semblable. On peut même dire que toutes ces parties supplémentaires sont un assemblage des mêmes choses, un composé des mêmes matières et ayant des propriétés analogues. *Cartilages*, *ligaments*, *tendons*, *aponévroses*, c'est toujours cette substance inerte, gélatineuse, jaunâtre, n'étant ni chair ni os, mais qui sert de lien et opère la transition entre les os et la chair ; substance où il ne circule que peu ou point de sang, ce qui montre qu'il y a peu de vie ; où il ne pénètre que peu ou point de cordons nerveux, ce qui indique un manque presque complet de sensibilité.

Et, chose digne de remarque, c'est de cette matière que se trouvent formés nos principaux organes disponibles, ceux dont nous usons le plus : le nez, les yeux, les oreilles, le larynx ; les pieds, les mains sont en grande partie constituées par elle, c'est ce qui leur donne leur flexibilité, leur résistance et leur solidité.

Des tendons. — Les tendons (du verbe tendere, *tendre*, latin), sont des cordons ou faisceaux fibreux plus ou moins longs, quelquefois ronds, qui viennent en prolongement des muscles s'attacher aux os ; ils sont de la même substance que les cartilages et ligaments des os, mais plus durs et plus résistants; ils ne diffèrent des *aponévroses d'insertion* que par la forme (voir plus loin). Comme substance et comme fonction, ce sont des intermédiaires entre la matière vivante des muscles et la matière morte des os.

Tout muscle se termine forcément, et à chaque bout, par un tendon ou une substance tendineuse quelconque ; et tout muscle, de cette façon, s'attache à deux ou plusieurs os, jamais à un seul, car son action serait de nul effet, son rôle étant, par cette aide, de faire agir nos os.

Le principal tendon, celui qui peut servir de type pour l'étude de tous les autres, est le fameux *tendon d'Achille*, ainsi nommé parce qu'Achille fut blessé là au siège de Troie ; ce tendon continuant les muscles jumeaux et soléaire, va s'insérer à l'os du talon (calcanéum), et, faisant contrefort, force l'Homme à se tenir debout. Coupez-le, l'Homme tombe par terre.

Il y a d'autres tendons visibles sur le modèle vivant et sur l'antique, surtout pendant la contraction des muscles ; celui du sterno-mastoïdien se voit très bien par en bas, du côté opposé au mouvement de la tête. Aux jarrets, par derrière, on voit aussi très bien le tendon du muscle biceps fémoral, et, de l'autre côté, celui des trois muscles réunis.

Mais les tendons les plus importants et les plus faciles

à observer sont ceux des pieds et surtout des mains. Suivez-les, ces derniers, sur une main sèche maniant un instrument de musique ; le jeu des doigts présente une véritable danse des tendons des muscles de l'avant-bras.

DES APONÉVROSES. — LES APONÉVROSES (aponevrosis, du grec apo, *de*, et de neuron, *nerf*) parce que les anciens, comme le vulgaire encore de nos jours, donnaient le nom de nerfs aux tendons et à toutes les parties blanches (ce mot est donc un mot mal fait, comme il y en a beaucoup dans la science) ; elles sont des membranes blanches, luisantes, très résistantes, composées de fibres entre-croisées ; on en distingue de plusieurs sortes. Il y en a qui ne sont en réalité que des tendons très aplatis. Exemple : l'aponévrose qui fait suite au muscle fascia lata (voir à ce muscle), et nombre d'aponévroses sont dans ce cas, elles font suite à un muscle; on les nomme à cause de cela *aponévroses d'insertion*. Un autre grand nombre se présentent sous forme d'enveloppes locales, de gaines, comme ce qui se passe pour les muscles de l'avant-bras et de la jambe (voir au bras). Enfin il y a des *aponévroses générales* ou aponévroses d'enveloppes ; ainsi tout le crâne sous les cheveux n'est recouvert que d'une aponévrose sous la peau. Toute l'enveloppe du corps n'est qu'une grande aponévrose, une sorte de première peau sous-cutanée.

Pour les arts qui ne connaissent des choses anatomiques que ce qui a trait à la forme extérieure, l'aponévrose ne se présente que comme un adoucissement, un commencement de modelé des formes des muscles, ce que donne souvent exagérément la graisse et toujours aussi, mais régulièrement, la peau.

Des veines, des artères et du système circulatoire en général. — Dans le grand phénomène de la circulation du sang, une seule chose est intéressante à connaître pour l'art, ce sont *les veines :* en voici l'explication.

Le cœur est le gros organe que nous avons décrit, qui refoule le sang rouge et nourrissant par les artères, lesquelles le conduisent dans toutes les parties du corps, et cela de soixante à quatre-vingts fois à la minute. Le retour du sang se fait par les veines et comme, de rouge qu'il était, il est devenu d'un bleu noir, c'est-à-dire vicié, il ne reprend sa couleur propre et sa vitalité qu'en repassant par les poumons où le contact de l'air lui rend toutes ses propriétés, et cela ainsi de suite et indéfiniment, jusqu'à l'extinction de l'Être. Voilà l'image de la vie.

De la graisse (*Corps gras* ou *tissu adipeux; adiposus,* latin). — Nous en avons terminé avec les muscles comme avec la partie qui leur sert de première enveloppe et qu'on nomme l'*aponévrose générale.* Mais il y a encore deux autres sortes de téguments, qui recouvrent nos chairs et amortissent les formes : la *graisse*, qui le fait irrégulièrement, et la *peau*, qui le fait d'une manière obligatoire, générale et permanente.

La graisse est cette substance organique, jaunâtre, que l'on connaît ; nous n'avons pas besoin d'en faire la définition chimique. Elle est logée sous la peau, dans de petits sacs formés par le tissu cellulaire ; elle occupe la surface des muscles, et se montre par masses souvent très abondantes et aussi très irrégulières, aux joues, aux reins, etc.

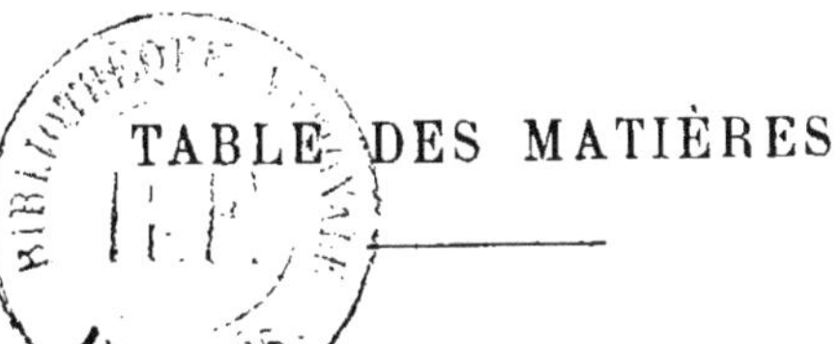

# TABLE DES MATIÈRES



## PREMIÈRE PARTIE DESCRIPTIVE

### **L'Ostéologie ou étude des os.**



#### COMPLÉMENT DES ÉTUDES DES OS.

## DEUXIÈME PARTIE DESCRIPTIVE

### La Myologie ou étude des muscles.



#### COMPLÉMENT DE L'ÉTUDE DES MUSCLES.





12766-11. — CORBEIL, Imprimerie CRÉTÉ.

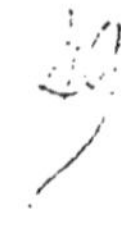

www.ingramcontent.com/pod-product-compliance
Ingram Content Group UK Ltd.
Pitfield, Milton Keynes, MK11 3LW, UK
UKHW021005200726
13857UKWH00004B/1292

9 782012 934139